零基础

推拿按摩入门

王桂茂　主编

杨文佳　副主编

（图解版）

全国百佳图书出版单位

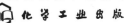化学工业出版社

·北京·

图书在版编目（CIP）数据

零基础推拿按摩入门：图解版/王桂茂主编.—北京：
化学工业出版社，2022.8(2025.1重印)
ISBN 978-7-122-41381-9

Ⅰ.①零… Ⅱ.①王… Ⅲ.①按摩疗法（中医）−图解
Ⅳ.①R244.1-64

中国版本图书馆CIP数据核字（2022）第113498号

责任编辑：王新辉　赵玉欣
责任校对：宋　夏
装帧设计：关　飞

出版发行：化学工业出版社
　　　　　（北京市东城区青年湖南街13号　邮政编码100011）
印　　装：河北京平诚乾印刷有限公司
710mm×1000mm　1/16　印张16　字数314千字
2025年1月北京第1版第4次印刷

购书咨询：010-64518888
售后服务：010-64518899
网　　址：http：//www.cip.com.cn
凡购买本书，如有缺损质量问题，本社销售中心负责调换。

定　　价：59.80元

前言

　　推拿可以说是人类掌握得最早的一门医疗技艺了，早于药物治疗，也早于针灸。在发生伤痛或身体不适、焦虑等情况下，古人常常不自觉地用手拍打按摩，起到缓解病痛、安慰心灵的作用。用手法自我按摩也一直被保健养生爱好者们所喜爱，所谓"自摩自捏，伸缩手足，除劳去烦"。

　　如今，用手抚触按摩，仍然是保健和预防治疗病症的一种重要的非药物手段。按摩操作方便，只要认真操练实践，就能收到很好的效果。我们在工作中也发现，对某些病症，在药物和推拿治疗之外，如果患者能配合居家保健按摩，那么他们康复得更快。

　　鉴于此，我们遵循如下原则编写了本书，以期对读者有所帮助。

　　一是零基础可学，针对入门读者。从较为基础的疾病知识、较为基本的手法技能和操作方式入手来讲，容易入门。

　　二是快速取穴，选穴少而精。书中所选穴位多为经验穴、效验穴，可不必从系统的经络腧穴学起。

　　三是书中手法简单，容易上手操作。建议大家对基本的手法做些练习，掌握基本手法后，再在穴位上施治。

　　四是穴位图＋手法按摩图，清晰明了，一学就会。

　　虽用心编写，但难免存在疏漏，希望读者朋友们能批评指正，也祝愿朋友们都能通过按摩保健收获健康！

王桂茂

2022 年 4 月

目录

第一讲

推拿按摩前
准备工作不可少——磨刀不误砍柴工

初识推拿——不可不知的推拿史

现代社会，当我们感到身体不舒服、身边有人生病的时候，首先想到的是去医院找医生看病。然而古时候的人们却没有这样的医疗条件。那么古人生病后怎么办呢？

实际上可以想象一下，当我们跌倒后，碰撞的部位感到疼痛，我们会很自然地用手去抚摸受伤的部位；当家里的孩子感到不舒服，就会哭闹，这时家长常常会用手去轻拍孩子。"奇迹"发生了，身体碰撞受伤的部位，疼痛可能减轻了，而哭闹的孩子，精神和身体上可能也在轻拍中得到了安抚，停止了哭闹。我们说这种抚摸、这种轻拍，用手去处理一些身体的病痛，就是一种原始的本能的反应。在缺医少药的古代，人们生病后所能运用的方法，可能是就地取材，寻找身边能用的草药，也可能是用手去按摩，也可能是通过绕着篝火跳舞蹈（可以将其理解为物理疗法的一种）的形式，祛除病痛。无疑，以手疗疾，是最为便利直接的。

在一次次尝试用手解除病痛的过程中，我们对用手祛病的方式方法，也逐渐加深了认识，逐渐从感性认识上升到理性认识。到了唐代，太医署所设置的四个医学部门中就有按摩科，可见当时对按摩的重视程度。在这个过程中，手法逐渐丰富，操作的方式逐渐规范，手法效果不断得到提升。同时，手法按摩的作用，也从缓解疼痛、精神安抚，增加到预防疾病、增强体质，随着经验的积累，治疗的病症也逐渐增多。

到现在，按摩方法已经成为保健和治病、康复中的一个重要手段。有针对身体健康者进行的以预防疾病为主的保健按摩，有针对运动员进行的运动按摩疗法，有针对亚健康状态人群进行的以改善体质为主的手法调理按摩；有针对小孩子发热感冒、消化不良等进行的小儿推拿；还有针对头痛头晕、胃肠道疾病进行的点穴按摩或腹部按摩；也有在骨伤科疾病中应用的以矫正整复为主的正骨推拿。推拿按摩可谓异彩纷呈，有的方法需要具备医生资质才能使用，有的方法适合保健按摩师使用，还有的方法适合普通人群居家自我保健。

在这本书里，我们主要介绍适合家庭自我保健按摩，或家庭成员之间的保健按摩，以及一些自我锻炼的方法。所谓熟能生巧，相信读者朋友在掌握一些基本的保健按摩技法后，能够逐渐从中体会到自我解除一些身体不适的乐趣。

推拿前的准备工作

有人认为推拿按摩很容易做，抱有随便捏捏按按的心态。事实上，没有经过学习训练就去胡乱按摩，是不会有什么太大保健作用的，更不要说治疗疾病了。因此，在你准备为家人进行保健按摩之前，进行按摩技术的准备是必要的。你可对照本书的相关内容，反复体会和练习基本手法。

另外，按摩时需要一个相对安静、舒适的环境，这样按摩者和被按摩者可保持身体放松。如果涉及隐私部位，以一块按摩巾盖好也是必要的。被按摩者也有需注意的地方，比如按摩前不能吃得太饱，也不能在饥饿及过度疲劳的状态下接受按摩。

如果条件允许的话，可在家里放置一张高低、软硬合适的按摩床，将有助于开展保健按摩和提高按摩时的舒适度，一般情况下长 180 厘米、宽 60 厘米、高 65 厘米是比较适中的，也可以根据具体身高选择合适的高度。对常规家庭保健按摩，电动升降按摩床不是特别必要。

另外，还可根据需要准备一些润滑剂或介质，比如凡士林、冬青油、滑石粉等。

体位、介质及热敷

体位

推拿按摩时常用的体位有坐位、仰卧位、俯卧位、侧卧位。具体选取哪一种体位，主要取决于以下几个方面。

一是要有利于按摩者的手法操作。如在按摩前额时，可以选取仰卧体位；按摩肩部时，可以选取端坐体位。

二是要适合被按摩者的需要。比如一些腰痛急性发作的人，体位变换比较困难，就要尽量减少按摩过程中的体位变动，以减少这种因体位变动所引起的疼痛加重，这时应尽量选取能够减轻其疼痛症状的体位。

三是要考虑具体的环境。比如在办公室，同事之间相互开展的保健按摩，就要因地制宜，按摩颈椎时常常选取端坐位，毕竟在办公室准备一张按摩床也是不现实的。

介质

推拿按摩的时候，特别是一些摩擦类的手法，常常因为手法力度过大、患者皮肤干燥，而出现擦破皮的情况。这时候，可以使用一些润滑的物质，如凡士林、滑石粉、油脂类等。这种为了增加润滑作用而使用的物质，称为按摩介质。如果在按摩介质中再加入一些药物成分，如红花油、冬青油、葱姜水等，或者结合使用一些外用药如扶他林，既可以发挥药物的作用，也可防止擦破皮肤，同时按摩手法又可增加药物的渗透性，使按摩手法的作用和药物作用相得益彰。

按摩时常用的介质有：

① 滑石粉：医用滑石粉，有润滑皮肤的作用，小儿推拿常用，尤其是夏季。

② 爽身粉：有润滑皮肤、吸收水分的作用，市面有售。

③ 葱姜汁：由葱白和生姜捣碎取汁而成，也可将葱白和生姜切片，浸泡于75%乙醇中使用，常用于冬春季节、小儿外感风寒型感冒。

④ 冬青膏：由冬青油、薄荷脑、凡士林配制而成，具有温经散寒通络、润滑的作用，用于颈肩腰腿痛等软组织损伤。

⑤ 凉水：比如洁净水、矿泉水，有清凉肌肤和退热的作用。一般用于外感热证。

⑥ 麻油：即食用麻油。运用擦法时涂上少许麻油，可加强手法的透热效果，提高疗效。

热敷

热敷疗法具有扩张血管、改善局部血液循环、促进局部代谢的作用，有益于疾病的恢复。热敷本身也可缓解肌肉痉挛，促进炎症及瘀血的吸收，药物热敷还可使药物通过局部组织吸收，达到直达病所的目的，使治疗更直接、更有效。

湿热敷时将毛巾放在热水或热的药液中浸湿，再拧干，放在所需要热敷的部位，然后盖上干毛巾或棉垫，以保持热度。敷布的温度以不感觉烫、能耐受为原则。湿热敷一般可持续 15 ～ 25 分钟。

热敷方 1 红花 10 克，桂枝 10 克，苏木 30 克，香樟木 30 克，伸筋草 15 克，路路通 10 克，千年健 15 克。主治扭挫伤、风湿痹痛、关节酸痛等。

热敷法 2 香樟木 30 克，豨莶草 30 克，桑枝 30 克，桂枝 30 克，虎杖根 30 克。主治因扭挫伤引起的疼痛肿胀、肢体酸胀等症。

热敷方 3 防风 3 克，荆芥 3 克，川芎 3g，甘草 3 克，当归 6g，黄柏 6 克，苍术 10 克，牡丹皮 10 克，川椒 10 克，苦参 10 克。主治因跌扑损伤而引起的体表肿胀疼痛、风湿疼痛、肢体酸胀。

推拿按摩的合适力度与时间

关于按摩时间，需要纠正人们普遍存在的一点错误认识，就是并非按摩的力度越大、按摩的时间越长效果就越好。按摩作为一种外界刺激力，有其本身合适的、与机体相适应的阈值。合适的按摩力度，应该是舒适的刺激，以不引起被按摩者的痛感，或有轻微酸痛感为佳。适当的按摩力度，对机体有放松、治疗、调理的作用，然而当手法力道持续增加到一定的程度后，正面作用就会逐渐减轻，相反还会产生一些负面作用，如肌纤维撕裂、皮肤瘀斑、按摩后持续疼痛加重等。因此，对于第一次接受按摩的人来说，按摩者先要从较小的力度开始，慢慢增加刺激力量，同时观察其对手法力度的反应，以调整至合适力度。

推拿后的注意事项

推拿按摩后，被按摩者需继续休息几分钟，以利于身体机能的调整。作为保健按摩，如果在按摩过程中存在手法刺激力度比较大的情况，还要观察被按摩者按摩后的反应，以免发生一些不良反应。因为个人体质的原因，一些人在接受按摩时可能会出现头晕、皮肤瘀斑等不良反应。这提示我们需要采用更轻柔安全的手法。对于晕推者，一般采取平卧体位，可给予温开水或温热糖水口服，休息几分钟后可以缓解。对于出现瘀斑的情况，一般无需特殊处理，几天后可以消失，或者采用一些红花油之类活血化瘀的中药涂擦，促进瘀血吸收。

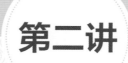

第二讲

手法用对
按摩效果加倍

保健推拿常用手法与专业治疗手法有所不同，常常选择便于理解、容易上手掌握的手法。手法使用以针对穴位的按揉刺激、针对肌肉组织的牵张放松、针对关节的环摇或拔伸松动为主。而一些技术要求复杂、安全性要求较高、需要更多专业训练才能掌握的手法，则不适宜作为保健手法。

　　本节介绍的保健按摩手法，也需要读者对照图片、参考小视频练习。有了练习的基础，手法具备了一定的"功力"后，在用于亚健康、病症的时候才能发挥作用。

一般常用按摩手法

揉法

　　用拇指螺纹面或手掌根部在患者体表做轻柔和缓的环转揉动，就是揉法。揉法是常用的保健按摩手法，操作时需要注意带动皮下组织一起揉动，不要做成在皮肤表面的摩擦，以致揉破皮肤。揉者，"柔"也，根据刺激穴位的需要，手法力量采用轻度到中度刺激力，总以柔和为佳。揉动操作时肩臂部不要僵硬，以放松为好。

　　保健按摩中，揉法主要包括三种操作方式：拇指揉、掌根揉、叠掌揉（图2-1）。

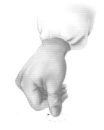
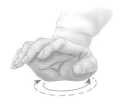
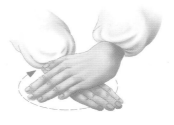

（a）拇指揉　　　　　　（b）掌根揉　　　　　　（c）叠掌揉

图2-1　揉法

　　拇指揉： 以拇指端螺纹面置于施术部位或穴位上，其余四指自然放松，置于合适的位置以助力。以前臂的摆动，带动拇指螺纹面在受术部位上做连续不断的旋转揉动。

　　掌根揉： 以掌根部贴附于受术部位，腕关节略背屈，手掌、手指自然放松。通过前臂的主动摆动，带动腕掌部做小幅度回旋运动，使掌根部在受术部位上进行柔和的、富于节律性的环转揉动。掌根揉的刺激因为接触面积大，所以工作效率高，刺激更加柔和。

叠掌揉：为了增加刺激力量，用于背部两侧的放松时，也可以双手叠加操作，称为"**叠掌揉**"。

摩法

所谓按摩，或"按"或"摩"。摩法是最古老的按摩手法之一，按法是垂直向下用力，摩法则以水平面上的旋转摩动为主。以掌部或四指做环形摩动，就是摩法（图2-2）。《圣济总录》说："摩法不宜急，不宜缓，不宜轻，不宜重，以中和之意施之。"说明了摩法操作时需要注意的节奏、力度。摩法与揉法不同，揉法需要带动皮下组织，而摩法则不带动皮下组织，会和皮肤之间有相对的摩擦位移。

保健按摩中，摩法多采用顺时针操作，主要用于腹部、小腹部、胸胁部。其主要包括下面两种操作方法：

指摩法：在一些比较局限的部位，如婴幼儿腹部操作时，可以用指摩法代替掌摩法。操作时将掌部自然伸直，拇指之外的其余四指并拢，置于受术部位。然后以肘关节为支点，前臂主动运动，带动四指旋转摩动。

掌摩法：将手掌置于受术部位，腕关节略背伸，手掌自然放松。通过前臂的摆动带动掌部做环形摩动。如应用在腹部时，又有"紧摩慢移"之说，即在摩法的同时，绕着腹部缓缓顺时针移动。

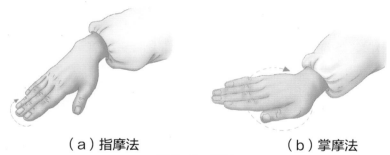

（a）指摩法　　　　　　　　　（b）掌摩法

图2-2　摩法

推法

推法是用指、掌部在受术部位进行单向直线推动。简单理解就是向前推动，其操作是一种单方向的直线推动，具有推动气血运行、通经活脉的作用。操作时需要注意紧贴体表，推动的速度是缓慢均匀的。保健按摩中，常用推法有指推法和掌推法两种（图2-3）。

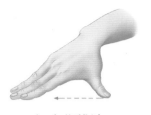 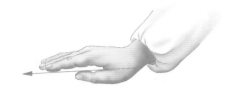

（a）指推法　　　　　　　　（b）掌推法

图2-3　推法

指推法：以拇指螺纹面或其桡侧缘贴附于受术部位，其余四指置于相应位置以助力，然后腕臂部及拇指发力，使拇指端向食指方向推动。拇指端是一种短距离、单方向的直线推进运动。指推法常用于前额、胸腹等部位。

掌推法：以手掌部置于受术部位，肘关节伸直或微屈，腕关节稍背伸，肩臂部发力，使掌根部向前进行单方向的直线推进运动。掌推法接触面积大，推动距离长，常用于四肢、背部。

擦法

用手掌部或小鱼际作用于受术部位，进行快速的直线往返擦动，就是擦法（图2-4）。摩擦最直接的作用，除了推动气血运行，还可产生热量，因此具有行气活血、温经通络的作用。操作时需要紧贴体表，往返的距离要拉长，动作缓和而不急促。

使用擦法时需要在皮肤表面反复摩擦，为了防止擦破皮肤，操作的时候常常使用一些介质，如冬青膏、按摩乳等。

用全掌作为接触面进行擦法操作时，称为**掌擦法**；用小鱼际作为接触面进行擦法操作时，称为**小鱼际擦法**。

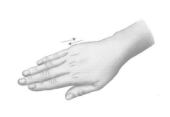 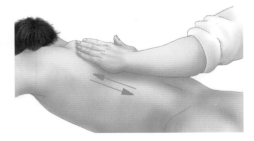

（a）掌擦法　　　　　　　　（b）小鱼际擦法

图2-4　擦法

搓法

用双手夹持相应部位，然后臂部发力，带动双手做方向相反的快速搓动，就是搓法（图2-5）。操作时双手夹持要稳定，双手用力对称，"紧搓慢移"，就是搓动要快，沿着肢体纵轴方向的移动要慢。双手夹持太紧、压力过大，都会造成手法呆滞。搓法主要用于上肢、下肢、胸胁部，具有舒筋通络、调和气血、疏肝理气的作用。

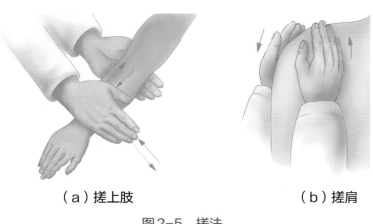

（a）搓上肢　　　　　　　　　　　（b）搓肩

图2-5　搓法

按法

用手指或手掌置于受术部位，发力逐渐下压，就是按法。按法是垂直向下用力的，如果在按法的基础上再增加环转的揉动，就成了"按揉"法。按法具有开通闭塞、活血止痛的作用。

按法的操作，主要有指按法和掌按法两种（图2-6）。指按法刺激面较小，适用于穴位、压痛点；掌按法刺激面较大，适用于四肢肩背等肌肉丰厚的部位。

指按法：用拇指端或螺纹面着力，其余四肢置于体表以助力。以臂部发力，或拇指直接发力，将拇指垂直向下按压。用力由轻到重，压力稳定持续；再由重到轻，缓缓收力。

掌按法：以单手或双手掌面置于受术部位，以肩关节为支点，将身体略前倾，上半身的重量通过上肢传递到手掌部，垂直向下按压。借助身体重力下压，是为了增加操作的稳定性和力量的持续性，这样用力沉稳着实。

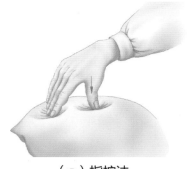
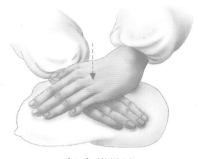

（a）指按法　　　　　　　　　　　（b）掌按法

图2-6　按法

点法

　　点法，就是用拇指端或骨节凸起部位，在受术穴位或部位进行点压的操作。用力持续下压，是点法的一个特点。点法主要用于各种痛症，对全身各部位，如头、颈、肩背、腰臀等部位的疼痛性疾病有较好的治疗作用。

　　点法刺激力度较大，点后可以用揉法来缓解治疗部位的疼痛。操作中注意不能粗暴用力，需要观察患者对治疗的反应情况，不要因此而增加患者的痛苦。

　　保健按摩中，可以采用拇指点法（图2-7）、肘点法。

　　拇指点法：手握空拳，以拇指伸直并且紧靠食指，以拇指端置于受术部位或穴位，前臂发力，将产生的力通过伸直的拇指向下传递，持续点压。

　　肘点法：屈肘，以尺骨鹰嘴凸起部着力于受术部位或穴位，以肘关节为支点，身体略倾斜，将身体上半身的重量通过肩、上臂传递到尺骨鹰嘴部，进行持续点压。

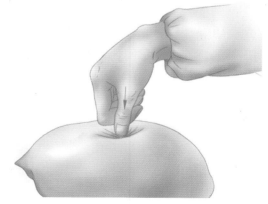

图2-7　拇指点法

拿法

用拇指和其余四指相对用力，捏提相应肌肉丰厚的治疗部位，就是拿法（图2-8）。所谓"捏而提起谓之拿"。拿法本身具有较好的放松肌筋的作用，常用于拿肩井、拿小腿腓肠肌等。操作时注意以指面着力，不要做成掐或者抠的感觉。

拿法操作： 拇指指腹与其余四指指腹对合呈钳形，相对施以夹力，逐渐将捏住的肌肉组织提起，维持短暂上提后放松，然后有节律地重复此提拿动作，动作连贯（请扫二维码观看拿法操作视频）。

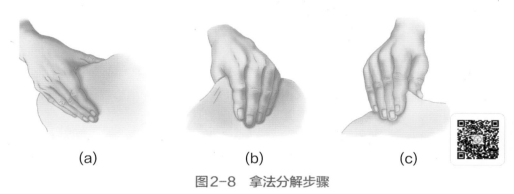

(a)　　　　　　　(b)　　　　　　　(c)

图2-8　拿法分解步骤

拍法

手指略屈曲，以虚掌拍打受术部位，就是拍法（图2-9）。拍法可以单手操作，也可双手交替操作。拍法具有宣散邪气的作用，虚掌可以使手法力度柔和些，如果以实掌拍体表，会因动作刚猛而产生疼痛，需要注意避免。拍法常用于胸背部及腰背部，用于宣畅肺气、疏散肌表之邪气。

拍法操作： 五指并拢，四指略微屈曲，呈虚掌，腕关节放松，通过前臂上下运动，带动虚掌在受术部位反复拍打。以单掌拍打时力量较为着实，以双掌交替拍打时节奏较为明快。

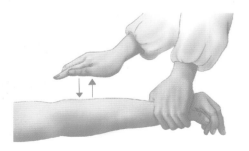

图2-9　拍法

拨法

用拇指指腹深按于受术部位，触及深层条索或筋结后，进行单方向的拨动或双向往返拨动，从而起到松解粘连、解痉止痛的作用（图2-10，扫二维码观看拨法操作视频）。多用于腰背肌筋膜炎、臀上皮神经炎、梨状肌综合征的治疗。操作时需要带动皮下深层组织，而非在皮肤表面摩擦移动。其拨动方向常垂直于肌肉组织。拨法的刺激性一般较强，以受术者产生轻到中度酸胀感即可，不必刻意增加力量，徒增疼痛。

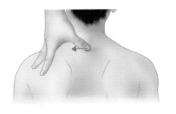

图2-10　拨法

拨法操作：以拇指螺纹面着力于受术部位，先向下按压，然后以上肢带动拇指进行垂直于肌腱、肌腹、条索样组织的方向进行拨动。为了增加刺激力，也可以双手拇指相叠，也可以另一手掌置于该拇指之上。

摇法

术者带动受术者接受治疗的关节部位做被动的环转摇动，就是摇法（图2-11，扫二维码观看摇法操作视频）。摇法主要用于颈、肩、腰、髋、膝、踝等关节部位，用于改善关节活动。有时候一些不太严重的骨错缝也会在摇动的过程中得到纠正。操作时注意动作缓和，摇动幅度从小逐渐增大，以免引起不适。特别是眩晕受术者，在摇颈椎时尤其需要注意。骨质疏松症、髋关节骨折后遗症导致运动功能障碍的受术者，摇髋关节时更要谨慎控制运动的幅度和力量。

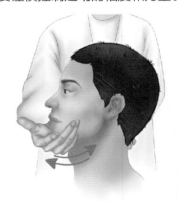

图2-11　摇法

摇颈法：受术者取端坐位，颈部放松。术者站立于受术者侧后方，一手扶托其枕部，一手托住其下颌部，做和缓的环转摇动。受术者的下颌可呈顺时针或逆时针运动，摇动的幅度逐渐增加。

摇髋法：受术者仰卧，身体放松。操作时术者一手扶受术者膝旁，一手托足后跟，使其下肢先被动屈膝屈髋，然后双手协调带动其大腿部被动运动。先使髋关节外展、外旋到最大幅度，再使其内收、内旋，操作几次后，伸直下肢结束。

托肘摇肩法：受术者取端坐位，身体放松。术者站于其身体一侧，一手扶住近侧肩上部，另一手虎口轻扣其肘弯并托住其肘部，使其前臂搭在术者前臂上。然后做肩关节顺时针和逆时针方向的环转摇动。

拔伸法

固定关节或肢体的一端，沿着纵轴方向牵拉其另外一端，使关节得到伸展（图2-12）。操作时需要利用重力，或在助手帮助下，将肢体一端稳定住，才能顺利操作。

拔伸法具有拉开关节间隙、缓解关节粘连、拉伸肌纤维组织以及缓解关节囊绞索的作用。有时一些关节紊乱、错位，可以在拔伸的过程中得到纠正。所谓的颈椎牵引，也可以理解为拔伸颈椎的一种形式。

拔伸颈椎：受术者仰卧位，术者双手分别置于其枕后部、下颌部，双手同时用力拔伸颈椎 [图2-12（a）]。该方法重在纵向牵拉，双手稳定扶托颈椎即可，不可徒增双手对脖子的卡压而引起不适。

拔伸肩部：受术者采取坐位，术者双手握持受术者上臂远端，进行纵向牵拉，使肩部关节间隙拉开 [图2-12（b），请扫二维码观看拔伸法操作视频]。操作时，如有助手固定受术者更好。拔伸的同时可以增加对上肢和缓的内外旋被动运动。

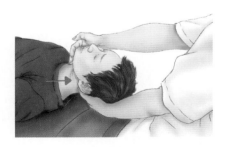
（a）拔伸颈椎

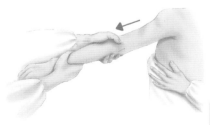

（b）拔伸肩部

图2-12　拔伸法

按揉法

按法是垂直向下的用力操作,揉法是环转用力的操作,按揉法是这两种操作方法的复合,即在下压的基础上,再增加环转用力的动作。因此,按揉法具有按、揉两种手法的特点,而刺激力较揉为大。操作时注意按揉节奏要平稳缓和,按揉力量连绵不绝。

指按揉:用单手或双手的拇指螺纹面置于受术部位,其余四指展开助力 [图2-13(a)],用前臂与拇指主动发力,进行富于节律性的按压揉动。指按揉接触面积较小,力量较为集中。适用于压痛点或穴位的刺激。

掌按揉:将掌根部置于受术部位,手指自然伸展,通过前臂、上臂的发力,带动掌根部在受术部位进行节律性按压揉动 [图2-13(b)]。掌按揉接触面积较大,按揉力量较为分散,为了增加刺激力,可以双掌重叠进行操作。适用于肌肉丰厚的肢体部位。

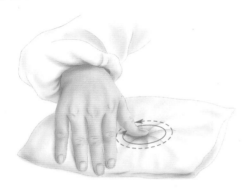
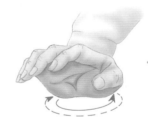

(a)指按揉 (b)掌按揉

图2-13 按揉法

牵抖法

牵抖法是对肢体关节在施加纵向牵引力的基础上,进行较大幅度的上下抖动(图2-14,请扫二维码观看牵抖法操作视频)。操作时先给一个纵向的牵引力,然后略放松的同时上下抖动。牵抖法具有滑利关节、松解粘连的作用,以牵抖肩关节应用最多。

牵抖肩部:受术者取坐位,术者双手握持其上肢远端,将上肢抬高到一定的角度,然后双臂同时施加力量,进行纵向牵伸,略微放松后再带动受术者上肢进行上下抖动。抖动力从肢体远端传递到肢体近端,牵抖时受术者身体不宜随之摇晃。

牵抖下肢:受术者取仰卧位或俯卧位,术者双手握持其一侧下肢踝关节上方小腿部，将下肢抬高到一定的角度，然后双臂同时施加力量，维持轻度纵向拔伸力，略微放松后再带动下肢进行上下抖动的操作。抖动力从肢体远端传递到肢体近端。

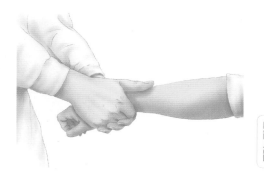

图2-14 牵抖法

儿童按摩常用手法

推法

推法主要包括直推、旋推、分推的操作方式。

直推法：用拇指桡侧缘或指面，或食指、中指螺纹面，在穴位上作直线推动（图2-15）。记住操作时直线推动，不宜走斜线。主要用于线状穴、面状穴位等小儿推拿特定穴的操作，如推三关、推大肠。

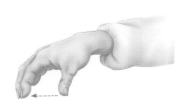

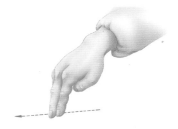

（a）拇指直推　　　　　　　（b）食指、中指直推

图2-15 直推法

旋推法：用拇指螺纹面在穴位上作顺时针方向的旋转推动（图2-16）。旋推法操作轻快。主要用于手指螺纹面等部位的穴位。

分推法：用两手拇指桡侧或螺纹面，或食指、中指螺纹面，自穴位向两旁作分向推动，或作"∧"字形推动（图2-17）。主要用于面状穴、线状穴的操作。

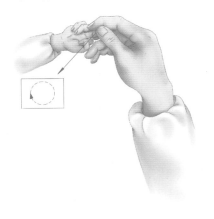

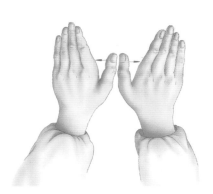

图 2-16　旋推法　　　　　　　　图 2-17　分推法

揉法

以中指或拇指指端，或掌根，或大鱼际部位，吸定于一定部位，作顺时针或逆时针方向的旋转揉动，称为揉法。揉法操作时压力轻柔均匀，始终不离开接触的皮肤部位，并带动该处的皮下组织随手指的揉动而运动。揉法有调和气血、理气消积的作用。

掌根揉法：以掌根部吸定于一定部位上进行揉法操作。

中指揉法：以中指指腹吸定进行揉法操作，也可将食指按于中指背侧以协助用力 [图2-18（a）]。

拇指揉法：以拇指端或指腹部吸定进行揉法操作 [图2-18（b）]。

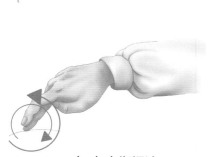

（a）中指揉法　　　　　　（b）拇指揉法

图2-18　揉法

掐法

用拇指指甲重刺穴位，称为掐法（图2-19）。本法刺激性较强，操作时可逐渐用力，达深透为止。注意不要掐破皮肤。掐后常用揉法，以缓解因掐法刺激所引起的疼痛。掐法具有定惊醒神、通关开窍的作用。

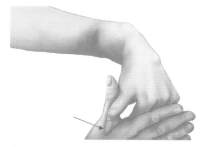

图2-19　掐法

捏脊法

主要有两种操作方式：①用拇指桡侧缘顶住皮肤，食指、中指前按，三指同时用力提拿皮肤，双手交替捻动向前［图2-20（a）］；②食指屈曲，用食指中节桡侧顶住皮肤，拇指前按，两手同时用力提拿皮肤，双手交替捻动向前［图2-20（b）］。

捏脊法主要沿着夹脊"线"状穴操作，用于治疗小儿疳积、厌食、腹泻等。操作时可捏三下、提一下，称为"捏三提一"。具有调和阴阳、健脾和胃、行气活血的功效。

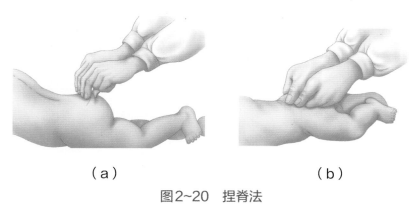

（a）　　　　　　　　　　　　　　（b）

图2~20　捏脊法

运法

　　用拇指或中指指端，在一定的穴位上由此往彼作弧形或环形推动，称为运法（图2-21）。运法是小儿推拿手法中最轻的一种。常用于点状穴、面状穴、线状穴等小儿头面及手部特定穴的操作。具有理气和血、舒筋活络的作用。

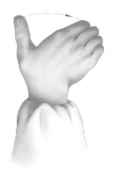

图2-21　运法

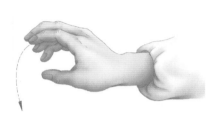

图2~22　捣法

捣法

　　用中指指端或食指、中指屈曲的指间关节，作有节奏地叩击穴位的方法，称为捣法（图2-22）。操作时指间关节要自然放松，以腕关节的屈伸为主，带动指端或指间关节的叩击动作。捣击位置要准确，用力要有弹性。

内科病症的推拿

——不求多，只求有效

感冒

【概述】感冒是以鼻塞、流涕、恶寒发热、咳嗽、头痛、全身不适等为主要特征的常见外感疾病，又称"伤风"。全年均可发病，尤以冬、春两季多见，以风邪为主因。本病病位在肺卫，基本病机为卫表失和、肺失宣肃，治宜祛风解表。

【辨证】

证型	辨证要点	治法
风寒感冒	恶寒重，发热轻，肢节酸痛，痰液清稀色白。苔薄白，脉浮或浮紧	祛风散寒
风热感冒	发热重，恶寒轻，咳痰黄而黏。苔薄黄，脉浮紧	祛风清热

【辨证取穴】取手太阴、手阳明、督脉穴为主。

主穴	风寒感冒	风热感冒
合谷、风池、外关、列缺、大椎	+ 风门、肺俞	+ 曲池、尺泽

【按摩】

第一步　按揉合谷、风池、外关

原理：疏经通络，行气解表。

取穴：

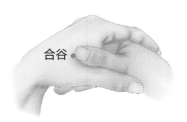

合谷

合谷　定位：在手背，第1、2掌骨间，当第2掌骨桡侧的中点处。

快速取穴：以一手的拇指指间关节横纹，放在另一手拇、食指之间的指蹼缘上，拇指尖下即为合谷穴。

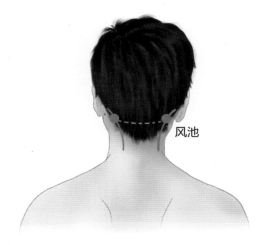

风池   定位：在头后部，枕骨下斜方肌与胸锁乳突肌之间的凹陷中，平风府穴与耳垂，按压有酸胀感。

　　　　快速取穴：正坐，后头骨下两条大筋外缘凹陷中，与耳垂平齐处。

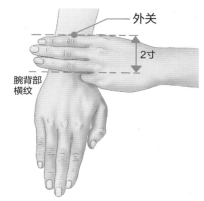

外关   定位：在手背腕横纹上2寸（3横指），尺骨与桡骨（两大骨）之间。

操作：

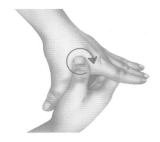

按揉合谷   行拇指按揉法。

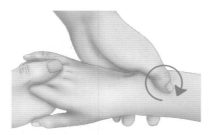

按揉外关 行拇指按揉法。

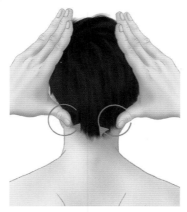

按揉风池 行拇指按揉法，可双手拇指在两侧风池穴同时操作。

➤ **频率：** 100~120次/分，每穴2分钟。

第二步　指拨列缺、大椎

原理：祛风散邪，通络。

取穴：

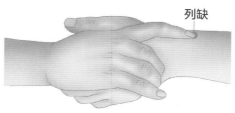

列缺

列缺 定位：在前臂桡侧缘，桡骨茎突上方，腕横纹上1.5寸，当肱桡肌与拇长展肌腱之间。

快速取穴：以左右两手虎口交叉，一手食指压在另一手的桡骨茎突上，当食指尖到达之凹陷处即为此穴。

大椎　定位：脊柱区，第7颈椎棘突下凹陷
中，后正中线上。
快速取穴：低头时项背交界的最高处
是第7颈椎棘突，其下方的凹
陷即为大椎穴。

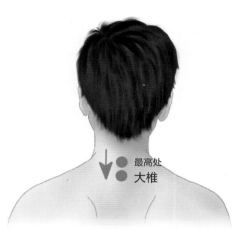

最高处
大椎

操作：

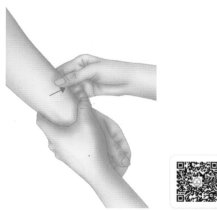

指拨列缺　以拇指指端置于列缺穴上，做指拨法（扫二维码观看操作视频）。

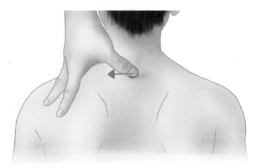

指拨大椎　以一手中指或食指或拇指在大椎穴，行横向拨动。有时会感觉指下有肌
纤维的条索样感觉。

➤ **频率**：60~80次/分；每个穴位各1分钟。

风寒感冒 +指推风门至肺俞穴

原理：宣发肺气，祛风散寒。

取穴：

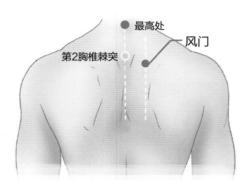

风门 定位：在背部，第2胸椎棘突下，后正中线旁开1.5寸。

快速取穴：低头时项背交界的最高处是第7颈椎棘突，向下数2个椎体，其下缘旁开2横指处。

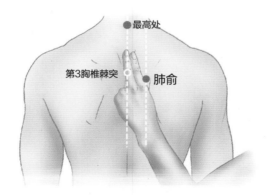

肺俞 定位：在背部，第3胸椎棘突下，后正中线旁开1.5寸。

快速取穴：低头时项背交界的最高处是第7颈椎棘突，向下数3个椎体，其下缘旁开2横指（处）。

操作： 以拇指指腹置于风门穴，从风门至肺俞穴行拇指推法。

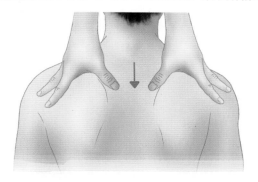

➢ **频率：** 动作和缓，推 15~20 次。

风热感冒 指按、按揉曲池、尺泽

原理： 祛风清热，疏通经络。
取穴：

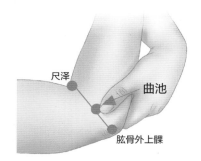

曲池 定位：在肘横纹外侧端，屈肘，当尺泽与肱骨
外上髁连线中点。

尺泽 定位：在肘横纹中，肱二头肌腱桡侧凹陷处。
快速取穴：手掌向上，肘部稍弯曲，在肘弯
正中可摸到一条粗大的筋腱（肱二头肌
腱），这条大筋外边（拇指侧）的肘弯
横纹凹陷处即为此穴。

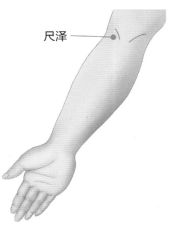

操作：指按曲池，然后按揉；再以同样手法操作尺泽。

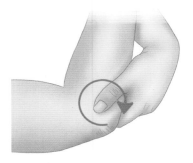

➢ **频率：** 指按力度较大，按揉法可缓解因为指按引起的轻度疼痛。指按 10~15
秒，按揉约 1 分钟。

咳嗽

【概述】咳嗽是常见的一种病症。或因感受外部风邪，或因素体肺气虚弱，导致不断咳嗽；或肺系病后遗留咳嗽症状，或对自然界一些物质过敏，久咳不止，可能夹白痰或黄痰。因外感风寒、风热引起咳嗽的称为外感咳嗽，因为肺虚、脾虚或食积引起的咳嗽称为内伤咳嗽。我们主要介绍外感风寒与痰热郁肺引起的咳嗽。前者常见于气温变化、感受寒凉之时；后者可见于病后入里化热的情况。

【辨证】

证型	辨证要点	治法
风寒咳嗽	咳嗽，气急咽痒，咳痰稀白，畏寒，鼻塞流清涕	疏风散寒，宣肺止咳
痰热咳嗽	咳嗽气粗，痰多，痰质黏稠或黄，咳吐不爽，面赤，口干口苦	清热宣肺，豁痰止咳

【辨证取穴】 主要取肺经、膀胱经穴及胸胁背部。

主穴	风寒咳嗽	痰热咳嗽
大杼、肺俞	＋肩井、竖脊肌	＋太渊、胸胁部

【按摩】

主穴按摩 按揉大杼、肺俞，指推大杼至肺俞一线

原理：宣肺止咳。

取穴：

大杼 定位：在背部，当第1胸椎棘突下，后正中线旁开1.5寸。
快速取穴：低头时项背交界的最高处是第7颈椎棘突，向下数1个椎体，其下缘旁开2横指处。

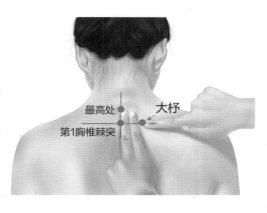

最高处
大杼
第1胸椎棘突

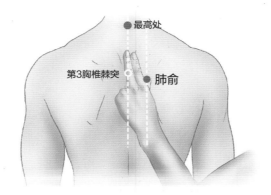

最高处 ●

第3胸椎棘突   ● 肺俞

肺俞   定位：在背部，第3胸椎棘突下，后正中线旁开1.5寸。

快速取穴：低头时项背交界的最高处是第 7 颈椎棘突，向下数 3 个椎体，其下缘旁开 2 横指处。

操作：

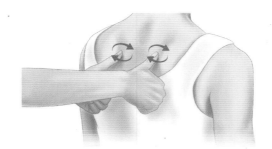

按揉大杼、肺俞   以拇指先后置于大杼、肺俞，做按揉法；也可以做双手拇指相叠的叠指按揉法。

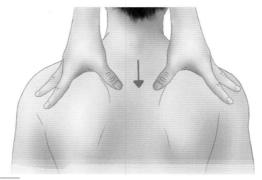

指推大杼至肺俞一线   再以拇指推法，从大杼推向肺俞。

➤ **频率：** 按揉法频率 120 次 / 分，共按揉 6 分钟；指推法操作约 10 次。

风寒咳嗽 +掌根揉竖脊肌、拿肩井

原理：疏风散寒，宣肺止咳。

取穴与部位：

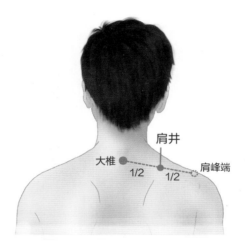

肩井 定位：位于肩上，前直乳中穴，当大椎穴（见第25页）与肩峰端连线的中点上。

竖脊肌 定位：竖脊肌又名骶棘肌，被背部浅层肌及上、下后锯肌覆盖，充填于棘突与肋角之间的深沟内。从骶骨直至枕骨，为一对强大的脊柱伸肌。

操作：

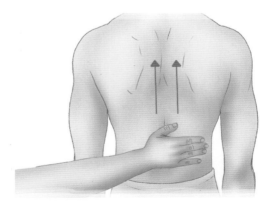

掌根揉竖脊肌 以掌根揉脊柱两侧竖脊肌，脊柱两侧交替进行。

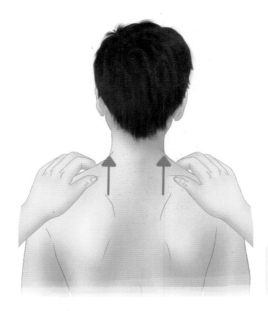

拿肩井 受术者端坐位，术者拿其肩井穴，用力要适中（请扫二维码观看操作视频）。

> **频率：** 掌根揉频率 80 ~ 100 次 / 分，共 6 ~ 8 分钟；拿肩井 10~20 次。

痰热咳嗽　+指按、按揉太渊穴，擦胸胁部

原理：清热宣肺，豁痰止咳。

取穴与部位：

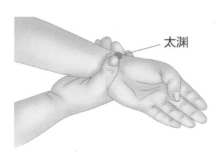

太渊

太渊 定位：仰掌，在腕横纹上，于桡动脉桡侧凹陷处取穴。

胸胁部 定位：自腋窝向下之胸廓两侧。

操作：

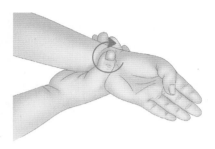

指按、按揉太渊穴 以拇指指端先指按再按揉太渊穴。

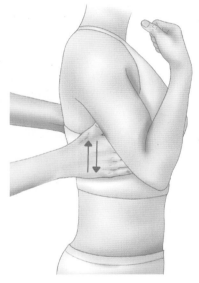

擦胸胁部 再立其身后，以掌擦法擦受术者胸胁部，胸廓两侧都要进行。

➤ **频率：** 按揉法约 120 次 / 分。擦法操作状如拽锯，60~80 次 / 分。按揉、擦
两法共 5~6 分钟。

哮喘

【概述】哮喘是一种发作性的痰鸣气喘的疾病。发作时喉中哮鸣有声，呼吸气促困难，严重的喘息不能平卧。"哮"是呼吸急促，喉间哮鸣。"喘"是呼吸困难，甚则张口抬肩，鼻翼扇动。哮喘可以反复发作，任何年龄和季节都可以发病，尤其是冬季寒冷及气候变化时多发。中医学认为哮喘常由外邪侵袭、痰浊内盛、肺肾虚弱引起。这里主要介绍常见的风寒袭肺与肺气虚弱型哮喘。

【辨证】

证型	辨证要点	治法
风寒袭肺	喘急胸闷，伴有咳嗽，咳痰稀薄、色白，口淡不渴，多遇寒冷而诱发哮喘，形寒怕冷，苔白滑，脉浮紧	宣肺散寒平喘
肺气虚弱	喘促气短，自汗畏风，言语无力，咳嗽声音低弱，痰少质黏，咽干口燥，面潮红，舌红苔薄，脉软弱或细弱	补益肺气止喘

【辨证取穴】主要取胸背部、前胸部、足太阳膀胱经穴等。

主穴	风寒袭肺	肺气虚弱
定喘、肩井	＋前胸部、足太阳膀胱经胸背段	＋肺俞、气海

【按摩】

步骤一　按揉定喘

原理：止咳定喘。

取穴：

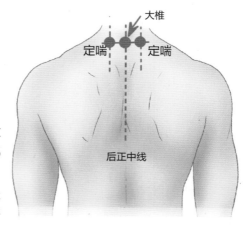

定喘 定位：在背部，第7颈椎棘突下（大椎穴），后正中线旁开0.5寸处。

快速取穴：低头，项背交界最高处（第7颈椎棘突），其下缘旁开半横指处。

操作：受术者端坐位，暴露肩背部。术者以拇指按揉法，按揉定喘穴。手法柔和，不施蛮力。

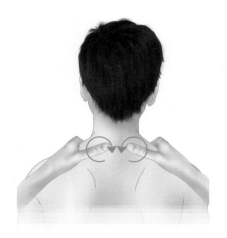

> **频率：** 按揉频率 100~120 次 / 分，两侧共 4 分钟。

步骤二　拿肩井

原理：调和气血，调理肺气。
取穴：

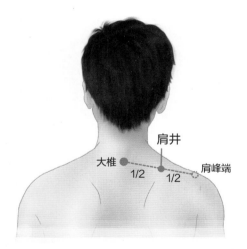

肩井 定位：位于肩上，前直乳中穴，当大椎穴（见第25页）与肩峰端连线的中点上。

操作：受术者端坐位，术者站立受术者身后，拿肩井，双手同时操作（请扫二维码观看操作视频）。

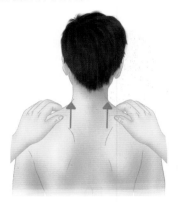

➤ **频率：**拿肩井 1 分钟。

风寒袭肺 +擦前胸部、擦足太阳膀胱经胸背段

原理：宣肺散寒平喘。

取穴与部位：

前胸部　人体胸廓胸前部到胸部两侧之间的区域。

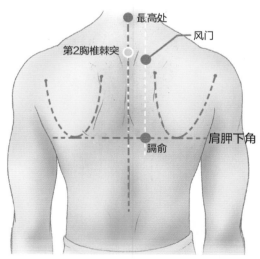

最高处
第2胸椎棘突
风门
肩胛下角
膈俞

膀胱经胸背段　取足太阳膀胱经风门（见第26页）至膈俞（见第57页）之间部分。

操作：

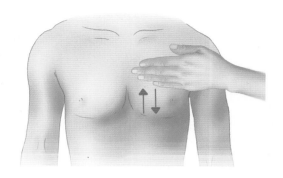

擦前胸部 以掌擦法擦胸前部。

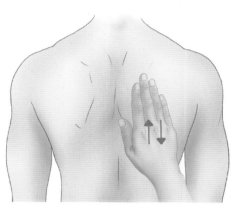

擦足太阳膀胱经胸背段 以掌擦法擦足太阳膀胱经胸背段风门至膈俞一线。

> **频率：** 擦法频率 80~100 次 / 分，以透热为度。

肺气虚弱 +按揉脾俞、指揉气海

原理：补益肺气止喘。
取穴：

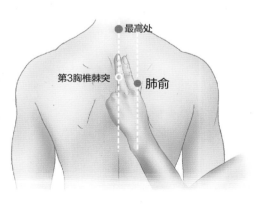

●最高处

第3胸椎棘突 ●肺俞

肺俞 定位：在背部，第 3 胸椎棘突下，后正中线旁开1.5寸。
快速取穴：低头时项背交界的最高处是第 7 颈椎棘突，向下数 3 个椎体，其下缘旁开 2 横指处。

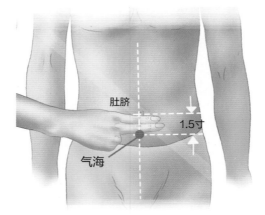

气海 定位：前正中线上，肚脐下1.5寸（约2横指）。

操作：

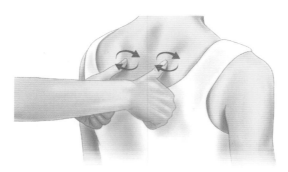

按揉肺俞 先以拇指按揉肺俞，可两侧同时进行；也可以按揉完一侧，再按揉另一侧。

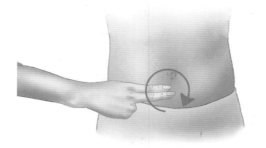

指揉气海 以食、中指两指指腹揉气海。

➢ **频率：** 揉法频率 100~120 次 / 分。每穴操作约 2 分钟。

中风后遗症 （半身不遂）

【概述】中风后遗症是指中风后所遗留的以一侧上下肢瘫痪无力、麻木、口角歪斜、舌强语涩为主要症状的临床病症。中风后遗症又以单侧肢体瘫痪、运动功能障碍最为突出，所以又被人们称为"半身不遂""偏瘫""偏枯"。半身不遂多见于脑卒中之后，也可见于其他脑部疾患，按摩可以促进中风后遗症的康复。

【辨证取穴】取面部、四肢部穴位及相关肌群为主。

部位	症状	取穴
头面部	口角歪斜，舌根发硬，闭嘴鼓气时可见漏气	颊车、地仓、四神聪
上肢部	一侧上肢瘫痪，多见上肢肌肉痉挛，肘关节屈曲呈"挎篮"状	肩髃、肩髎、手三里、三角肌、肱二头肌、前臂肌群
下肢部	一侧下肢瘫痪无力，多见关节僵硬呈伸直状态，走路时一侧下肢"画圈"，肌肉力量减弱	承扶、委中、承山、风市

【按摩】

头面部 按揉颊车、地仓、四神聪

原理：疏通经络，祛风解痉。

取穴：

颊车 定位：在面部，咀嚼时咬肌隆起，按之凹陷处。
快速取穴：在面部，下颌角前上方1横指（中指）处。

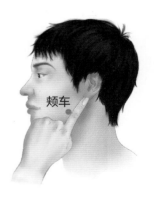

颊车

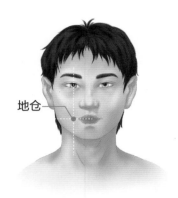

地仓　定位：位于面部，口角外侧，上直对瞳孔。

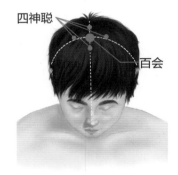

四神聪　定位：位于头顶部，百会穴（见第163页）前后左右各开1寸处（1横
　　　　　　指），共由4个穴位组成。

操作：

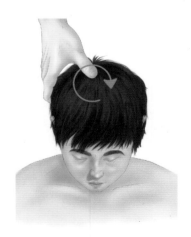

按揉四神聪　以拇指指腹轻轻按揉四神聪，力度宜轻柔舒适。

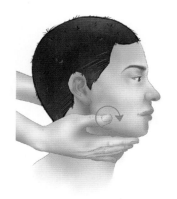

按揉颊车、地仓 以拇指指腹依次轻轻按揉颊车、地仓，力度宜轻柔舒适。

> **频率：** 揉法频率 100~120 次 / 分，每穴 2 分钟。

上肢部　按揉肩髃、肩髎、手三里，拿上肢肌群

原理：疏通经络，祛风解痉。

取穴：

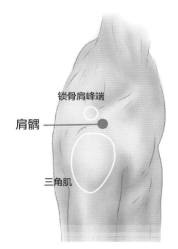

锁骨肩峰端

肩髃

三角肌

肩髃 定位：在肩部，三角肌上，臂外展，或向前平伸时，当肩峰前下方凹陷。

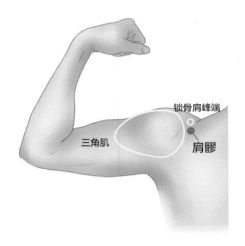

锁骨肩峰端

三角肌

肩髎

肩髎 定位：属手少阳三焦经。在肩部，肩髃后方，当臂外展时，于肩峰后下方呈现凹陷处。

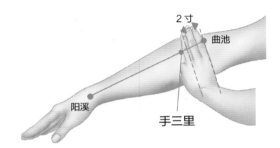

2寸

曲池

阳溪

手三里

手三里 定位：在前臂背面桡侧（拇指侧），在阳溪穴（快速取穴：手掌侧放，拇指伸直向上翘起，手腕侧部的深凹陷处）与曲池穴（见第27页）连线上，肘横纹下2寸（约3横指）处。

操作：以拇指按揉法，先按揉肩髃、肩髎，再按揉手三里。

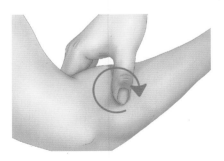

➤ **频率：** 按揉法频率100~120次/分，每穴操作2分钟。

拿上肢肌群 受术者仰卧位或，术者以一手，拿受术者三角肌、肱二头肌、前臂肌群（请扫二维码观看操作视频）。

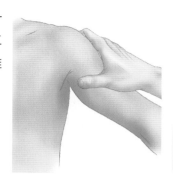

➢ **频率：** 每部位拿 15~20 次。

下肢部　按揉承扶、委中、承山、风市

原理： 疏通经络，祛风解痉。

取穴：

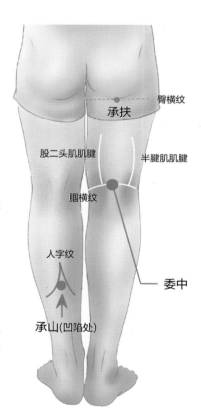

承扶 定位：在股后区，臀横纹的中点。

委中 定位：腘横纹中点，当股二头肌肌腱与半腱肌肌腱的中间。

承山 定位：在小腿后面正中，委中与昆仑之间，当伸直小腿或足跟上提时，腓肠肌肌腹下出现的尖角凹陷处。

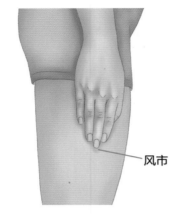

风市　定位：直立垂手，手掌并拢伸直，中指尖处即是。

操作：

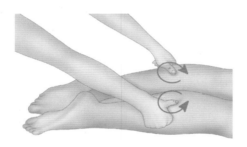

按揉承扶、委中、承山、风市　以拇指按揉法依次按揉这几个穴位。

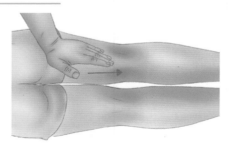

掌推承扶至承山一线　以掌推法推患侧下肢后部，从承扶至承山一线。

➤ **频率：**按揉频率 100~120 次 / 分，每穴操作 2 分钟。掌推法操作 5~8 次。

眩晕

【概述】眩晕是以头晕、眼花为主的一类病症。眩是眼花，晕是头晕，二者常同时出现，统称为"眩晕"。轻者闭上眼睛可以缓解，重者如坐舟船，旋转不定，不能站立，或伴有恶心、呕吐、汗出，甚则昏倒等症状。本病的发生以素体虚弱者多见，如气血虚弱则脑失所养、肾精亏虚则髓海不足，可致眩晕；其次肝风、痰浊也可引起眩晕。这里主要介绍眩晕常见证型，即肝阳上亢证与气血亏虚证。

【辨证】

证型	辨证要点	治法
肝阳上亢	眩晕耳鸣，头痛头胀，常因恼怒、烦劳而见头晕头痛加剧。面色潮红，急躁，易发怒，睡眠少而多梦，口苦，舌红苔黄，脉弦	平肝潜阳
气血亏虚	眩晕动则加剧，劳累即发，面色㿠白，唇甲色淡，头发无光泽，心悸，睡眠不好，神疲懒言，饮食减少，舌质淡，脉细弱	益气补血

【辨证取穴】

主穴	肝阳上亢	气血亏虚
印堂、神庭、太阳、风池	＋太冲、涌泉	＋腹、气海、关元

【按摩】

步骤一　按揉印堂、神庭、太阳、风池

原理：祛风通络，醒脑止眩。

取穴：

印堂 定位：在额部，两眉头连线中点。

神庭 定位：位于头部，当前发际正中直上0.5寸（半横指）。

太阳 定位：在颞部，当眉梢与目外眦（外眼角）之间，向后约1横指凹陷处。

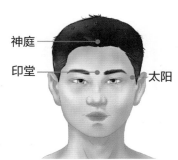

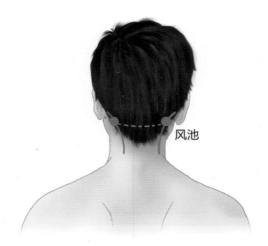

风池   定位：在头后部，枕骨下斜方肌与胸锁乳突肌之间的凹陷中，平风府穴与耳
　　　　　垂，按压有酸胀感。
　　　快速取穴：正坐，后头骨下两条大筋外缘凹陷中，与耳垂平齐处。

操作：

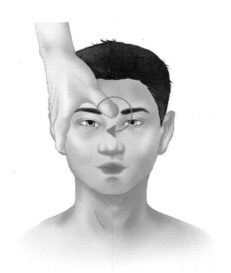

按揉印堂、神庭、太阳　以拇指指腹依次按揉印堂、神庭、太阳。

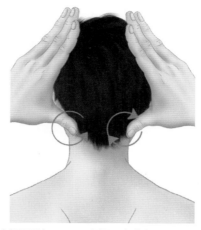

按揉风池 以拇指指腹按揉风池，可两侧同时进行。

> **频率：** 频率 100~120 次 / 分，每穴 2 分钟。

步骤二　分推印堂至神庭一线

操作：受术者仰卧位，术者站立床头，以拇指推法，自印堂推向神庭。

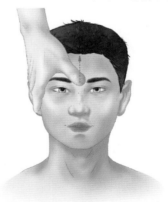

> **频率：** 50~60 次 / 分，共推约 1 分钟。

肝阳上亢 +指压、按揉太冲、涌泉

原理： 平肝潜阳。

取穴：

太冲 定位：位于足背侧，第1、2跖骨结合部之前凹陷
处。

快速取穴：在足背，沿第1、第2趾间横纹向足背
上推，感到有一凹陷处即为太冲穴。

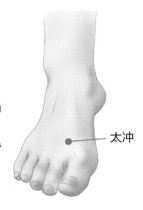

太冲

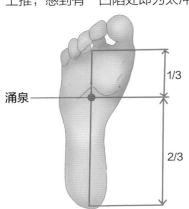

涌泉

1/3

2/3

涌泉 定位：足底部，卷足时足前部凹陷处，约当足底第2、3趾缝纹头端与足跟连
线的前1/3与后2/3交点处。

操作：

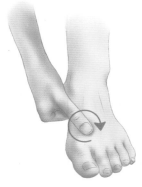

指压、按揉太冲 先以拇指按法按压太冲，然后按揉。双足交替进行。

指压、按揉涌泉 先以拇指按压涌泉，然后按揉。双足交替进行。

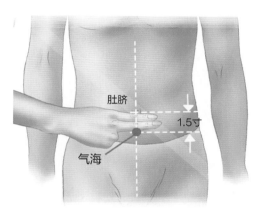

➤ **频率：** 指压 5~7 次。按揉频率 100~120 次 / 分钟，每穴按揉 2 分钟。

气血亏虚 **+按揉气海、关元，摩腹**

原理：益气补血。

取穴：

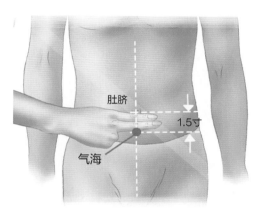

肚脐

1.5寸

气海

气海 定位：前正中线上，肚脐下1.5寸（约2横指）。

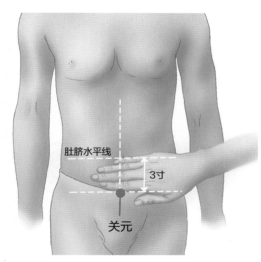

肚脐水平线

3寸

关元

关元 定位：前正中线上，肚脐下3寸（约4横指，即气海再向下2横指处）。

操作：

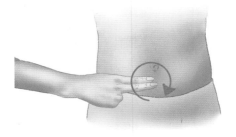

按揉气海、关元　可用食、中指指腹按揉，也可双拇指相叠后按揉，以增加按揉渗
透力。

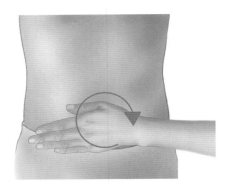

摩腹　以掌摩法摩腹。

▷ **频率**：按揉法频率 100~120 次 / 分，每穴 2 分钟；摩法操作 2 分钟。

胃脘痛

【概述】胃脘痛是指上腹部胃脘处经常发生的以疼痛感为主要临床表现的病症，多伴有纳呆、嗳气、泛酸、呃逆等症状。本病常因寒邪犯胃、饮食失常或情志不遂，伤及脾胃，导致脾胃功能失调或肝气犯胃而发病。本病主要包括虚实两种：实证多因寒邪犯胃、饮食积滞而成；虚证常因脾胃虚寒、胃失温养，"不荣则痛"。

【辨证】

证型	辨证要点	治法
饮食积滞	常见急性胃痛。上腹胃脘部突然疼痛，胀满，痛处拒按，饥饿时疼痛减轻，饮食后疼痛加重	健胃消食
脾胃虚寒	多为慢性胃痛。胃脘部隐隐作痛，痛处拒按，空腹痛甚，饮食后及到温暖环境后疼痛减轻	温补脾胃

【辨证取穴】

主穴	饮食积滞	脾胃虚寒
中脘、气海、足三里	＋腹、天枢	＋气海、关元、背部督脉

【按摩】

主穴按摩　按揉中脘、气海、足三里

原理：理气健脾和胃。
取穴：

中脘　定位：在上腹部，前正中线上，
　　　　　当脐中上4寸。
　　　快速取穴：在上腹部，胸剑联合
　　　　　与肚脐连线中点处。

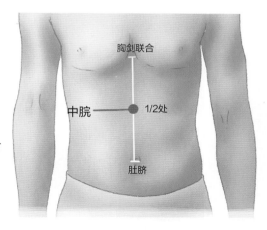

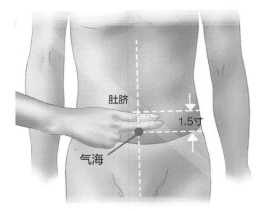

气海 定位：前正中线上，肚脐下1.5寸（约2横指）。

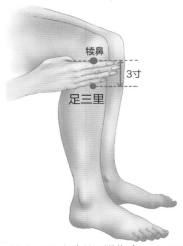

足三里 定位：小腿外侧，犊鼻下3寸（约4横指），距胫骨前缘1横指（中指）处。
快速取穴：站立弯腰，用同侧手虎口围住髌骨上外缘，其余4指向下，中指指尖处即为此穴。

操作：

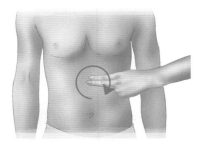

按揉中脘、气海 以食、中指指腹依次按揉两穴位，也可以拇指指腹按揉。

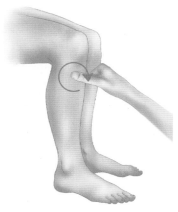

按揉足三里 以拇指按揉法按揉足三里,然后按揉另一侧足三里。

➤ **频率:** 按揉法频率 100~120 次 / 分,每穴 2 分钟。

饮食积滞 +摩腹、揉天枢

原理:健胃消食。

取穴:

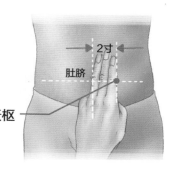

天枢 定位:位于腹部,横平脐中,前正
中线旁开2寸(3横指)。

操作:

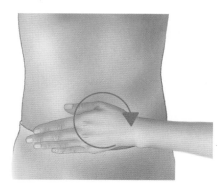

摩腹 以掌摩法行摩腹操作。

揉天枢 以指揉法揉天枢穴，双侧穴位交替进行。以受
术者微微酸痛为宜。

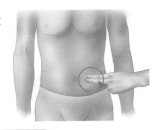

> **频率：**摩腹 2 分钟；揉法操作 100~120 次 / 分，
> 共操作 5~6 分钟。

脾胃虚寒　+按揉气海、关元，擦背部督脉

原理：温补脾胃。

取穴：

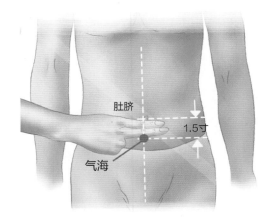

肚脐
1.5寸
气海

气海 定位：前正中线上，肚脐下1.5寸（约2横指）。

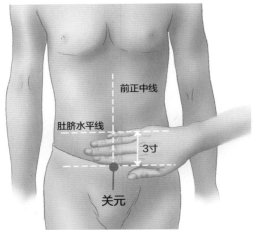

前正中线
肚脐水平线
3寸
关元

关元 定位：前正中线上，肚脐下3寸（约4横指，即气海再向下2横指处）。

背部督脉 定位：督脉行于人体后背正中央段。

操作:

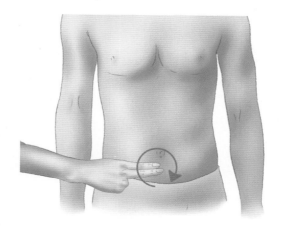

按揉气海、关元　以食、中指指腹依次按揉气海、关元。

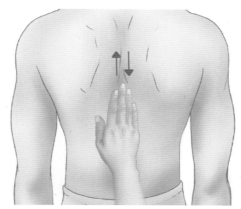

擦背部督脉　以掌擦法，擦背部督脉。

➢ **频率:** 按揉法频率100~120次/分，每穴2分钟。擦法频率120~130次/分，时间30秒。

呃逆

【概述】呃逆是由于胃气上逆动膈，气逆上冲，以喉间呃呃连声、声短且频、不能自止为主要临床表现的病症。古称为"哕"，又称"哕逆"。本症大多轻微，可不治自愈；若呃逆持续不已，则需治疗。呃逆病位在膈，主要因胃气上逆动膈所致。

【辨证】

证型	辨证要点	治法
胃中寒冷	呃逆声音沉缓有力，胸膈及胃脘部胀闷不舒，得热则减，遇寒则甚，胃口较差，喜欢热饮，口淡不渴，舌苔白滑，脉迟缓	温中祛寒
脾胃阳虚	呃逆声低沉有力，面色苍白，神疲倦怠，手足不温，胃口差，舌质淡，苔薄白，脉沉细或细弱无力	温补脾胃

【辨证取穴】

主穴	胃中寒冷	脾胃阳虚
天枢、膈俞、胃俞	＋气海、关元	＋足三里、内关

【按摩】

主穴按摩　揉天枢，指拨、按揉膈俞、胃俞

原理：理气行滞，降逆止呃。

取穴：

天枢　定位：位于腹部，横平脐中，前正中线旁开2寸（3横指）。

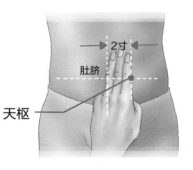

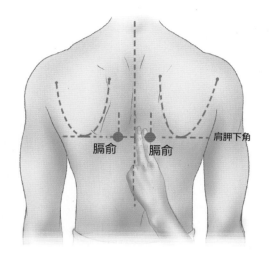

膈俞   膈俞

肩胛下角

膈俞 定位：位于背部，第7胸椎棘突下，后正中线旁开1.5寸处。因本穴内应横膈，故名膈俞。

　　 快速取穴：肩胛下角水平线与脊柱相交处（第7胸椎棘突），其下缘旁开2横指处。

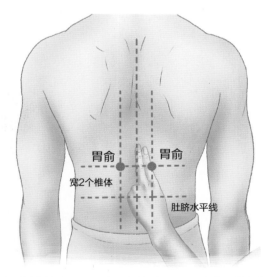

胃俞   胃俞

宽2个椎体

肚脐水平线

胃俞 定位：当第12胸椎棘突下，后正中线旁开1.5寸（2横指）。

　　 快速取穴：肚脐水平线与脊柱相交处，再向上推2个椎体，其下缘旁开2横指处。

操作：

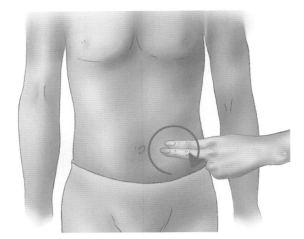

揉天枢 以食、中指指腹揉脐两侧天枢穴。

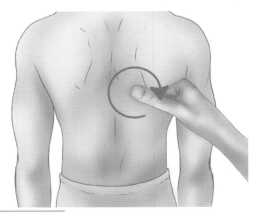

指拨、按揉膈俞、胃俞 先以拇指指拨法，在膈俞、胃俞进行横向拨动，再行
按揉（请扫二维码观看操作视频）。

➤ **频率：** 按揉法频率 100~120 次 / 分，按揉 1 ~ 2 分钟。每穴指拨 1 分钟。

胃中寒冷 +按揉气海、关元

原理：温中祛寒。

取穴：

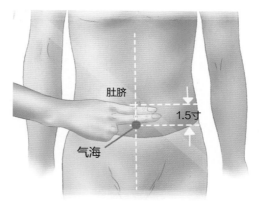

气海 定位：前正中线上，肚脐下1.5寸（约2横指）。

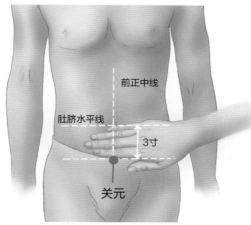

关元 定位：前正中线上，肚脐下3寸（约4横指，即气海再向下2横指处）。

操作： 受术者仰卧位，略屈膝屈髋，术者站立床旁，按揉气海、关元。

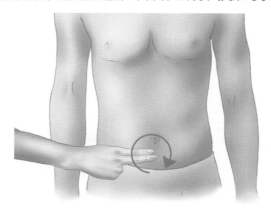

➤ **频率：** 按揉法频率100~120次/分，每穴2分钟。

脾胃阳虚 在"胃中寒冷"的基础上，再加按揉足三里、内关

原理：温补脾胃。

取穴：

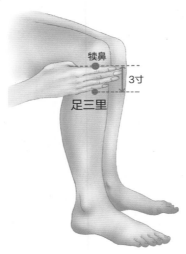

足三里 定位：小腿外侧，犊鼻下3寸（约4横指），距胫骨前缘1横指（中指）处。

快速取穴：站立弯腰，用同侧手虎口围住髌骨上外缘，其余4指向下，中指指尖处即为此穴。

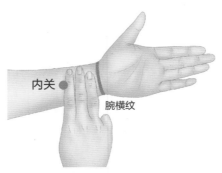

内关 定位：位于前臂掌侧，当曲泽与大陵的连线上，腕横纹上2寸（3横指），掌长肌腱与桡侧腕屈肌腱之间。

快速取穴：腕横纹向上3横指，两条大筋之间即是。

操作：

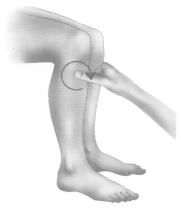

按揉足三里　以拇指按揉法，按揉足三里，双侧穴位交替进行。

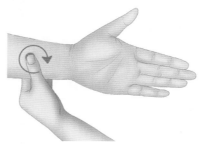

按揉内关　以拇指按揉法按揉内关，双侧穴位交替进行。

➤ **频率：** 按揉法频率 100~120 次 / 分，每穴 1~2 分钟。

泄泻

【概述】泄泻是以排便次数增多，便质稀薄或完谷不化（食物未完全消化），甚至便质如水样为主要表现的病症。其中，便质溏薄而势缓称为泄，便质清晰如水而势急称为泻。临床上统称为泄泻。泄泻是临床常见病症，一年四季均可发病，尤其以夏秋二季多见。常因感受外邪、食滞胃肠（饮食所伤）、脾胃虚弱、脾肾阳虚等引起。

【辨证】

证型	辨证要点	治法
食滞胃肠	有饮食不洁史，腹痛肠鸣，嗳腐吞酸（胃里泛酸），粪便臭如败卵，泻后痛减，苔厚腻，脉滑	理气健脾消食
脾肾阳虚	多于黎明前泄泻。泻前脐周作痛，肠鸣即泻，泻后痛减，腹部畏寒，腰酸肢冷，舌淡苔白，脉沉细	温补脾肾

【辨证取穴】

主穴	食滞胃肠	脾肾阳虚
中脘、天枢、神阙	＋脾俞、胃俞、足三里	＋涌泉、八髎

【按摩】

主穴按摩　揉中脘、天枢，掌根揉神阙

原理： 健运脾胃。

取穴：

中脘　定位：在上腹部，前正中线上，
　　　　　当脐中上4寸。
　　　　快速取穴：在上腹部，胸剑联合
　　　　　与肚脐连线中点。

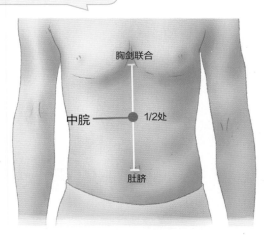

胸剑联合

中脘　　1/2处

肚脐

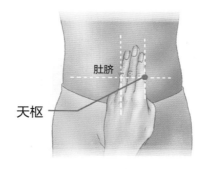

天枢 定位：位于腹部，横平脐中，前正中线旁开2寸（3横指）。

神阙 定位：脐中央。

操作：

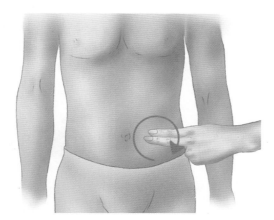

揉中脘、天枢 以食、中指两指指腹揉中脘、天枢。

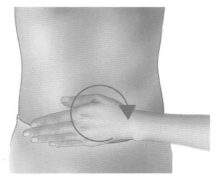

揉神阙 再以掌根揉法揉神阙。

➤ **频率：** 揉法操作频率 100~120 次 / 分，每穴 1 分钟。

食滞胃肠 +按揉脾俞、胃俞、足三里

原理：理气健脾消食。

取穴：

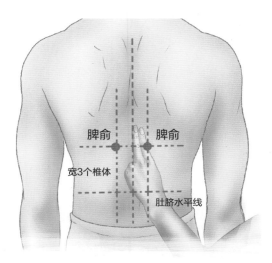

脾俞 定位：在背部，当第11胸椎棘突下，后正中线旁开1.5寸（2横指）。

快速取穴：肚脐水平线与脊柱相交处再向上推 3 个椎体，其下缘旁开 2 横
指处。

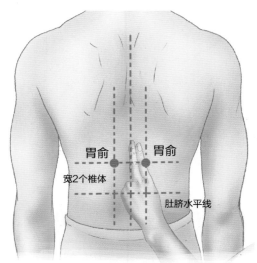

胃俞 定位：在背部，当第12胸椎棘突下，旁开1.5寸（2横指）。

快速取穴：肚脐水平线与脊柱相交处再向上推 2 个椎体，其下缘旁开 2 横
指处。

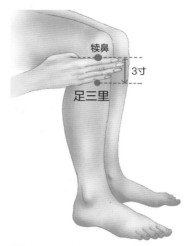

足三里 定位：小腿外侧，犊鼻下3寸（约4横指），距胫骨前缘1横指（中指）处。

快速取穴：站立弯腰，用同侧手虎口围住髌骨上外缘，其余4指向下，中指指尖处即为此穴。

操作：

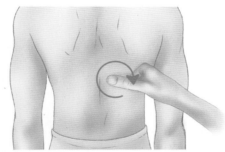

按揉脾俞、胃俞 以拇指按揉法，依次按揉脾俞、胃俞，双侧穴位交替操作。

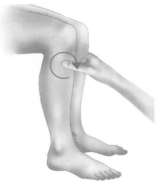

按揉足三里 以拇指按揉法按揉足三里，双侧穴位交替操作。

➢ **频率：** 按揉法频率100~120次/分，每穴约1分钟。

脾肾阳虚　+擦涌泉、擦八髎

原理：温补脾肾。

取穴：

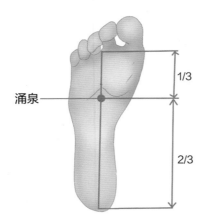

1/3

2/3

涌泉

涌泉　定位：足底部，卷足时足前部凹陷处，约当足底第2、3趾缝纹头端与足跟连线的前1/3与后2/3交点处。

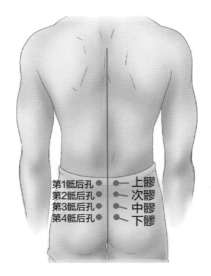

第1骶后孔 ●　● 上髎
第2骶后孔 ●　● 次髎
第3骶后孔 ●　● 中髎
第4骶后孔 ●　● 下髎

八髎　定位：八髎又称上髎、次髎、中髎和下髎，左右共八个穴位，分别在第1、2、3、4骶后孔中，合称"八穴"。

操作：

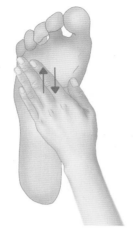

擦涌泉　以掌擦法擦涌泉穴，来回擦。

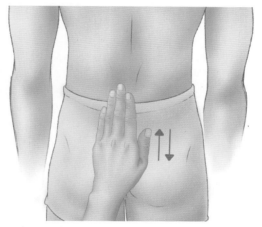

擦八髎　以掌擦法擦八髎，来回擦。

➢**频率：**擦法操作 120~130 次 / 分，每部位 1 分钟，以透热为度。

便秘

【概述】便秘是指由于大便秘结不通，或者排便时间延长，或者虽有便意，而排便艰涩不畅的一种病症。本病常见于各种急性、慢性疾病中。便秘属大肠经传导功能失常，但与脾胃及肾的关系最为密切，常由胃肠燥热、气机郁滞、气血亏虚等引起。

【辨证】

证型	辨证要点	治法
胃肠燥热	大便干结，小便短赤，面红潮热，口干口臭，烦躁不安，腹胀腹痛，舌红苔黄或黄燥，脉滑数	行气导滞，清热降浊
气血亏虚	大便不畅，大便时努挣乏力，汗出气短，便下可不干结，面白无华，神疲乏力，舌淡苔薄，脉弱。或见失眠多梦，头晕目眩，舌质淡，脉细涩	润肠通便，调和气血

【辨证取穴】

主穴	胃肠燥热	气血亏虚
中脘、天枢、气海	＋曲池、支沟、合谷	＋血海、足三里、腰骶部

【按摩】

主穴按摩　按揉中脘、天枢、气海

原理：理气行滞通便。

取穴：

中脘　定位：在上腹部，前正中线上，当脐中上4寸。

快速取穴：在上腹部，胸剑联合与肚脐连线中点。

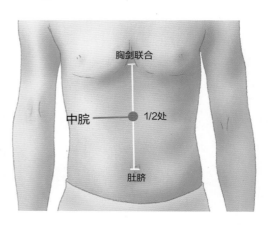

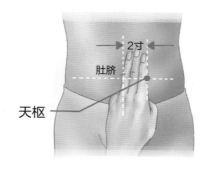

天枢 定位：位于腹部，横平脐中，前正中线旁开2寸（3横指）。

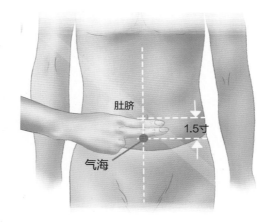

气海 定位：前正中线上，肚脐下1.5寸（约2横指）。

操作： 受术者仰卧位，略屈膝屈髋，膝下可垫软枕，身心放松，术者站立床旁，以指揉法分别揉中脘、天枢、气海。

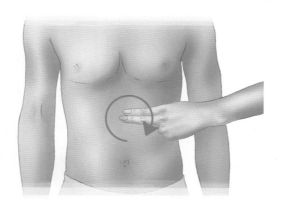

➤ **频率：** 揉法频率100~120次/分，每穴揉1~2分钟。

胃肠燥热 +指拨曲池、支沟、合谷，然后按揉

原理： 行气导滞，清热降浊。

取穴：

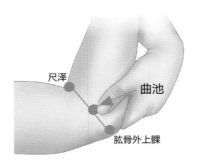

曲池 定位：在肘横纹外侧端，屈肘，当尺泽（见第27页）与肱骨外上髁连线
中点。

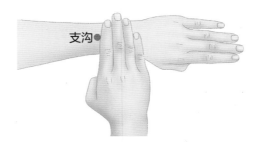

支沟 定位：在手臂背侧，阳池与肘尖连线上，腕背横纹上3寸（4横指），尺骨与
桡骨（两大骨）之间。

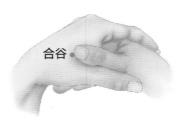

合谷 定位：在手背，第1、2掌骨间，当第2掌骨桡侧的中点处。
快速取穴：以一手的拇指指间关节横纹，放在另一手拇、食指之间的指蹼缘
上，当拇指尖下即为此穴。

操作：

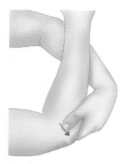

指拨、按揉曲池　以指拨法指拨曲池，然后继之以拇指按揉法。

指拨、按揉支沟、合谷　操作法同曲池穴。

➤ **频率：** 按揉法 100~120 次 / 分，每穴 1 ~ 2 分钟。指
　　拨操作 10~15 次。

气血亏虚　+按揉血海、足三里，掌擦腰骶部

原理：润肠通便，调和气血。
取穴：

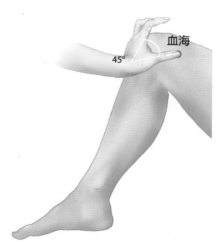

血海　定位：在大腿内侧，髌底内侧端上2寸，当股四头肌内侧头的隆起处。
　　　　快速定穴：屈膝 90°，手掌伏于膝盖上，拇指与其余四指成 45°，拇指尖
　　　　　　　　　处即是。

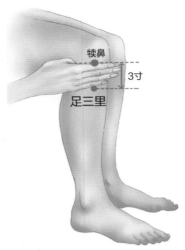

足三里 定位：小腿外侧，犊鼻下3寸（约4横指），距胫骨前缘1横指（中指）处。

快速取穴：站立弯腰，用同侧手虎口围住髌骨上外缘，其余4指向下，中指指尖处即为此穴。

操作：

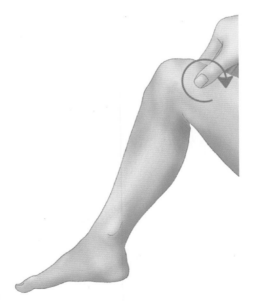

按揉血海、足三里 以拇指按揉法，依次按揉血海、足三里。

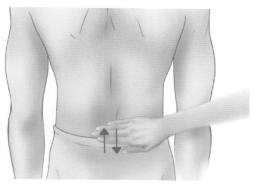

掌擦腰骶部 来回擦，以透热为度。

➤ **频率：** 按揉法频率 100~120 次 / 分，每穴 2 分钟。擦法以透热为度，即术者觉手掌热，受术者亦觉热感向下传递。

失眠

【概述】失眠又称不寐，是一种常见的睡眠障碍形式。轻者难以入睡，或睡中易醒，醒后不能再入睡，或者时睡时醒；重者可能彻夜不能入睡。失眠一病，在《黄帝内经》中称之为"不得卧""目不瞑"，多由于邪气客于脏腑，卫气行于阳，不能入于阴而发病，是营卫之间运行关系失调的一种表现。常常因为饮食不节、情志失常、劳倦、思虑过度及病后、年迈体虚等因素，导致心神不安，神不守舍，不能由动入静，而发生失眠。

【辨证】

证型	辨证要点	治法
心脾两虚	失眠多梦，醒后难以入睡。面色不华，头晕耳鸣，心悸健忘，肢倦神疲，饮食无味，舌淡苔薄，脉细弱	补益心脾，养心安神
阴虚火旺	失眠心烦，头晕耳鸣，心悸不安，健忘多梦，颧红潮热，口干少津，五心烦热，腰膝酸软，舌红少苔，脉细数	滋阴降火，清心安神

【辨证取穴】

主穴	心脾两虚	阴虚火旺
印堂、神庭、太阳	＋神门、三阴交	＋涌泉

【按摩】

> **主穴按摩** 指按印堂、神庭、太阳；拇指推印堂至神庭；拇指推印堂至太阳

原理：镇静安神。

取穴：

印堂 定位：在额部，两眉头连线中点。

神庭 定位：位于头部，当前发际正中直上0.5寸（半横指）。

太阳 定位：在颞部，当眉梢与目外眦之间，向后约1横指凹陷处。

操作:

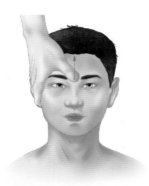

指按印堂、神庭　先以拇指指按法，依次按印堂、神庭。也可双手拇指相叠，增加按法刺激力。再以拇指推法，自印堂推向神庭。

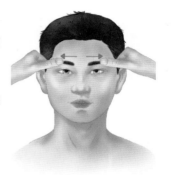

推印堂至太阳　以拇指分推法，自印堂分推向颞部两侧太阳穴。

➤ **频率:** 每穴按 1 分钟。拇指推法、分推法频率50~60 次 / 分，时间 1 分钟。

心脾两虚　+按揉神门、三阴交

原理: 补益心脾，养心安神。
取穴:

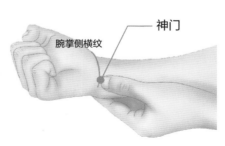

神门

腕掌侧横纹

神门　定位: 在腕部，腕掌侧横纹尺侧端，尺侧（小指侧）腕屈肌腱的桡侧（拇指侧）凹陷处。

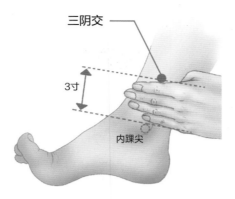

三阴交 定位：在小腿内侧，内踝尖上3寸（4横指），胫骨内侧缘后方。

操作：

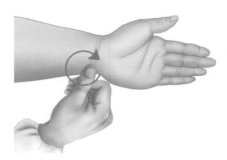

按揉神门 可行自我按摩保健法，以一手拇指指端按揉另一手神门穴。

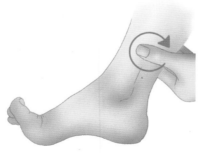

按揉三阴交 再以一手拇指按揉三阴交穴。

➢ **频率：** 按揉法频率100~120次/分，每穴1～2分钟。

阴虚火旺 +擦涌泉

原理： 滋阴降火，清心安神。

取穴：

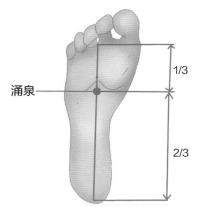

涌泉

1/3

2/3

涌泉 定位：足底部，卷足时足前部凹陷处，约当足底第2、3趾缝纹头端与足跟连线的前1/3与后2/3交点处。

操作： 以手掌擦涌泉穴。

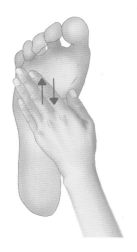

➤ **频率：** 擦法频率80~100次/分，以透热为度。

头痛

【概述】头痛是常见病症，可以发生于头部之一侧、两侧，或前部或后枕部，或颠顶部，也可痛及颈项部。头痛可见于多种急慢性疾病。头痛常由外感或内伤引起。因于外感者，可由风寒、风热、暑湿所致；因于内伤者，可由肝阳、痰浊、肾虚、瘀血所致。本节主要介绍风寒、肝阳这两种最常见的头痛证型。

【辨证】

证型	辨证要点	治法
风寒头痛	头痛时作，痛连项背，恶风畏寒，遇风寒症状加重，口不渴，苔薄白，脉浮	疏风散寒
肝阳头痛	头痛而眩晕，心烦易怒，夜寐不宁，或伴有胁肋部疼痛，面红口苦，苔薄黄，脉弦有力	平肝潜阳

【辨证取穴】

主穴	风寒头痛	肝阳头痛
印堂、神庭、太阳	+ 风池、颈项部	+ 率谷、太冲

【按摩】

> **主穴按摩** 指按印堂、神庭、太阳；拇指推印堂至神庭；拇指推印堂至太阳

原理：镇静安神。

取穴：

印堂 定位：在额部，两眉头连线中点。

神庭 定位：位于头部，当前发际正中直上0.5寸（半横指）。

太阳 定位：在颞部，当眉梢与目外眦之间，向后约1横指凹陷处。

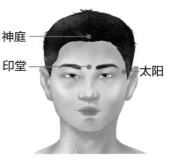

神庭
印堂
太阳

操作：

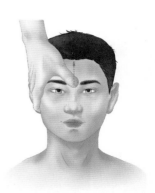

指按印堂、神庭　先以拇指指按法，按印堂、神庭。也可双手拇指相叠，增加按法刺激力。再以拇指推法，自印堂推向神庭穴。

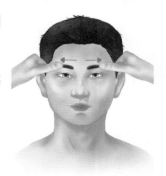

推印堂至太阳　以拇指分推法，自印堂分推向颞部两侧太阳穴。

➤ **频率：** 每穴按 1 分钟。拇指推法、分推法频率 50~60 次 / 分，时间 1 分钟。

风寒头痛 +拿风池、拿颈项部

原理：疏风散寒。
取穴：

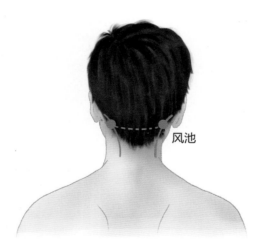

风池

风池　定位：在头部，枕骨下斜方肌与胸锁乳突肌之间的凹陷中，平风府穴与耳垂，按压有酸胀感。
　　　快速取穴：正坐，后头骨下两条大筋外缘凹陷中，与耳垂平齐处。

颈项部 定位：人体颈项部，脖子后面，自后发际至大椎穴。

操作：

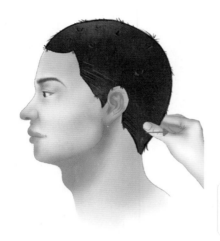

拿风池 一手拇指置左风池穴，其余四指置右风池穴，同时拿双侧风池穴（请扫二维码观看操作视频）。

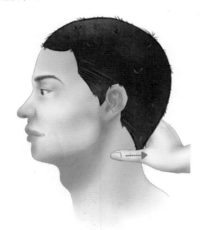

拿颈项 以拿法，拿颈项部。

➢ **频率：** 拿双侧风池穴 10~20 次；拿颈项自上而下，往复 3 次。

肝阳头痛 +按揉率谷、太冲

原理：平肝潜阳。

取穴：

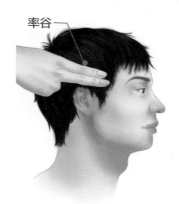

率谷

率谷 定位：位于头部，当耳尖直上入发际1.5寸（2横指），角孙穴直上方。

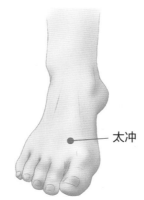

太冲

太冲 定位：位于足背侧，第1、2跖骨结合部之前凹陷处。

快速取穴：在足背，沿第1、第2趾间横纹向足背上推，感到有一凹陷处即为太冲穴。

操作：

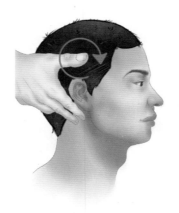

按揉率谷 将拇指分别置受术者两侧率谷穴，行拇指按揉法。

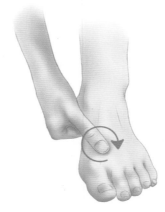

按揉太冲 以拇指按揉太冲穴。

➢ **频率：** 按揉频率 100~120 次 / 分。率谷每侧 2 分钟，太冲每侧 1 分钟。

遗精

【概述】遗精是指由于肾虚不能固摄或邪扰精室，导致不因性生活而精液排泄，每周超过1次以上者。其中梦中遗精者，是为梦遗；无梦而遗者，甚至清醒时精液流出，称为滑精。本病病在精室，常因各种内外致病因素扰动精室，或肾精亏虚，固摄无力，导致遗精。本节介绍常见的阴虚火旺、肾气不固两种证型。

【辨证】

证型	辨证要点	治法
阴虚火旺	少寐多梦，梦则遗精，阳事易举，头晕耳鸣，五心烦热，口干颧红，舌红少苔，脉细数	清热养阴
肾虚不固	遗精频作，甚则滑泄不禁，头晕目眩，耳鸣，腰膝酸软，夜尿频繁，舌红少苔，脉细数；遗精久者，可见形寒肢冷，夜尿多，尿色清，面色发白无光泽	补肾益精

【辨证取穴】

主穴	阴虚火旺	肾虚不固
气海、关元、八髎	＋三阴交、太溪	＋肾俞、志室

【按摩】

主穴按摩　揉气海、关元，掌擦八髎

原理：补肾固精，培元固本。

取穴：

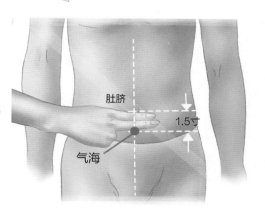

气海　定位：前正中线上，肚脐下1.5寸（约2横指）。

肚脐

1.5寸

气海

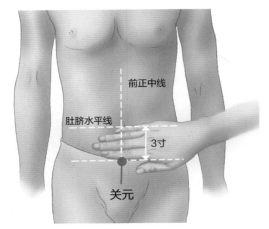

前正中线

肚脐水平线

3寸

关元

关元 定位：前正中线上，肚脐下3寸（约4横指，即气海穴再向下2横指处）。

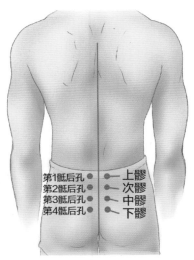

第1骶后孔 ● ● 上髎
第2骶后孔 ● ● 次髎
第3骶后孔 ● ● 中髎
第4骶后孔 ● ● 下髎

八髎 定位：八髎又称上髎、次髎、中髎和下髎，左右共八个穴位，分别在第1、
　　　　2、3、4骶后孔中，合称"八穴"。

　　　　操作：

揉气海、关元 以食、中指两指指腹依次揉气
海、关元，然后以轻柔的掌根
揉法揉受术者小腹部。

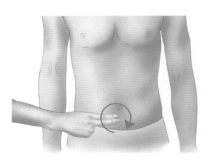

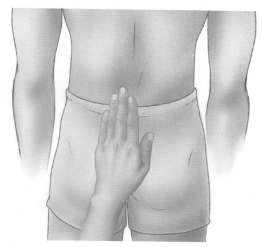

掌擦八髎　以掌擦法擦八髎穴，来回擦，以透热为度。

➤ **频率：**揉法频率 100~120 次 / 分，每穴 1 ~ 2 分钟。擦法以透热为度。

阴虚火旺　+按揉三阴交、太溪

原理：清热养阴。

取穴：

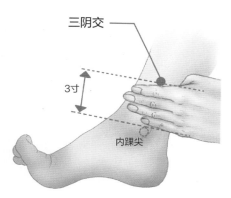

三阴交

3寸

内踝尖

三阴交　定位：在小腿内侧，当足内踝尖上3寸（4横指），胫骨内侧缘后方。

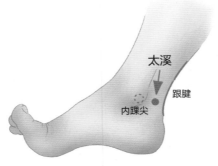

太溪　定位：在足内侧，内踝后方，内踝尖与跟腱之间的凹陷处。

　　操作：

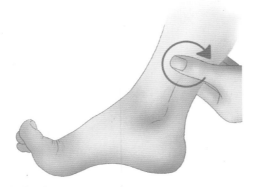

按揉三阴交　行拇指按揉法。

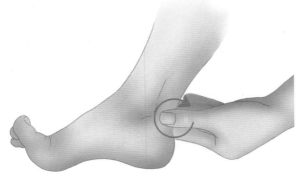

按揉太溪　行拇指按揉法。

➢ **频率：**按揉法频率 100~120 次 / 分，每穴 1~2 分钟。

肾虚不固 +指拨并按揉肾俞、志室

原理： 补肾益精。

取穴：

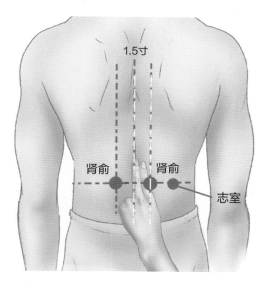

肾俞 定位：俯卧位，在第2腰椎棘突下，后正中线旁开1.5寸。

快速取穴：肚脐水平线与脊柱相交处，其下缘旁开 2 横指处。

志室 定位：在腰部，当第2腰椎棘突下，后正中线旁开3寸（4横指）处，即肾俞

穴向外再旁开2横指处。

操作： 以拇指在肾俞行拨法，拨后行按揉法。志室的操作同肾俞。

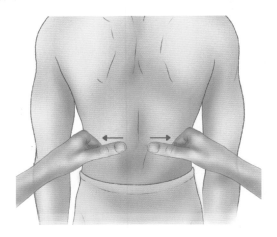

➤ **频率：** 指拨法操作，每穴 10~15 次；按揉法频率 100~120 次 / 分，每穴 2
分钟。

第四讲

骨伤科病症的推拿

颈椎病

【概述】颈椎病又称为颈椎综合征，是一种以颈椎间盘退行性病理改变为基础的疾患。主要由于颈椎长期劳损、骨质增生或椎间盘突出、韧带增厚，致使颈椎脊髓、神经根或椎动脉受压，出现一系列功能障碍。本病是中老年人的常见病、多发病，属于中医"项痹""项肩痛""眩晕"等范畴。常由感受风寒湿邪，以及不良姿势习惯引起。

【辨证取穴与部位】

主取	颈椎活动受限	肩臂痛
天柱、大椎、肩井	＋颈椎	＋手三里、肩髃、肩髎

【按摩】

> 主穴按摩　拿颈椎两侧天柱，按大椎，拿肩井

原理：疏经通络止痛。

取穴：

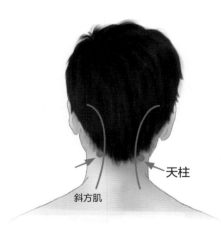

天柱

斜方肌

天柱　定位：在项部，大筋（斜方肌）外侧之后发际凹陷中。

快速取穴：正坐低头，颈后可触及两条大筋，在其外侧，后发际边缘凹陷处即为此穴。

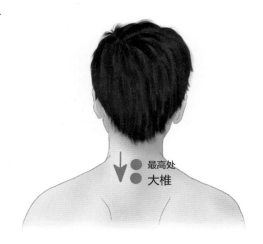

大椎 定位：在脊柱区，第7颈椎棘突下凹陷中，后正中线上。

快速取穴：低头时项背交界的最高处是第 7 颈椎棘突，其下方的凹陷即为大椎穴。

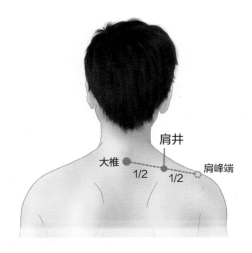

肩井 定位：位于肩上，前直乳中穴，当大椎穴（见第25页）与肩峰端连线的中点处。

操作:

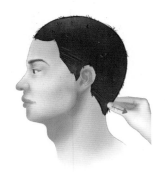

拿天柱 受术者端坐位，术者站立其身后，以拇指与其余四指相对用力，拿颈后两侧天柱穴。

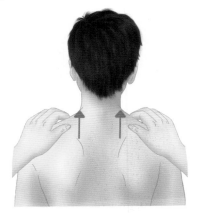

拿肩井 再以双手拇指置于受术者两侧肩井穴，拿肩井（请扫二维码观看操作视频）。

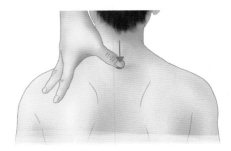

按大椎 以拇指指腹置于大椎穴，用力向下按压，也可两手拇指叠加按压。此法还可起到调整"富贵包"的作用。

➢ **频率：** 拿法频率 30 次 / 分，天柱、肩井共拿 3~4 分钟。按大椎 10~20 次。

颈椎活动受限 +摇颈椎、拔伸颈椎

原理： 滑利关节，理筋整复。

部位： 颈椎。

操作：

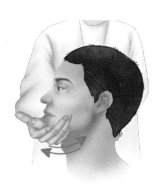

摇颈椎　受术者端坐位，身体放松，术者站立其右后侧，一手掌托后枕部，一手托下颌部，摇颈椎。

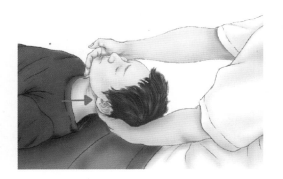

拔伸颈椎　受术者仰卧位，身体放松，术者站立其头端，双手掌从前后两侧分别托受术者颈部，将颈椎缓缓抬起，再做颈椎纵向拔伸法。

➤ **频率：** 摇法速度由慢开始，幅度由小到大，动作要缓和，摇 10 ～ 20 次。拔伸颈椎 1~2 分钟。

肩臂痛　+按揉手三里、肩髃、肩髎

原理：舒筋通络止痛。

取穴：

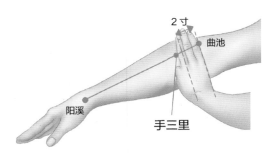

手三里　定位：在前臂背面桡侧，在阳溪穴（见第42页）与曲池穴（见第27页）连
　　　　　线上，肘横纹下2寸（约3横指）处。

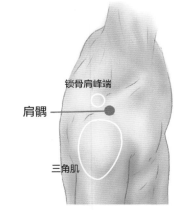

肩髃　定位：在肩部，三角肌上，臂外展或向前平伸时，当肩峰前下方凹陷。

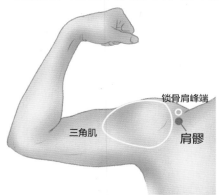

肩髎　定位：在肩部，肩髃后方，当臂外展时，于肩峰后下方呈现凹陷处。

操作:

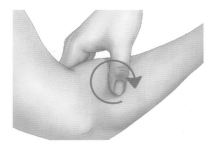

按揉手三里　以拇指按揉法按揉手三里。

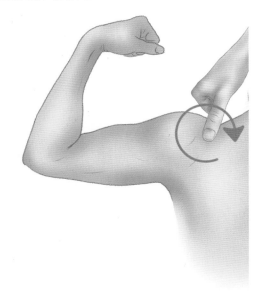

按揉肩髎、肩髃　以拇指按揉法，依次按揉肩髎、肩髃。

➢ **频率:** 按揉法频率 100~120 次 / 分，每穴 1 ~ 2 分钟。

落枕

【概述】落枕是因劳累、扭挫、牵拉或感受寒邪等而引起颈部某些肌肉痉挛、肌张力增高所导致的颈部肌肉僵硬、活动功能受限。本病在表现上较颈椎病单一，主要以颈痛和旋转功能明显受限为主。本病在中医学中也称为"失枕"。多发生于青壮年，冬春季发病较多。轻者 3~5 日可以痊愈。然而需要注意的是，反复落枕的发生，常常是颈椎病的一个先驱症状。

【辨证取穴与部位】

主取	次取	颈部肌肉疼痛、颈椎活动受限
颈项部	肩井、天宗	+ 阿是穴、合谷

【按摩】

步骤一 拿颈项

原理：舒筋止痛。

取穴：

颈项部 人体颈后部，取其两侧肌肉丰厚处。

操作：受术者端坐位，术者站立其身后，拇指和其余四指分别置颈后两侧肌肉丰厚处，拿颈项。

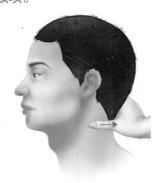

➤ **频率：**拿法频率 30 次 / 分，共操作 3~4 分钟。

原理： 行气活血，通络止痛。

取穴：

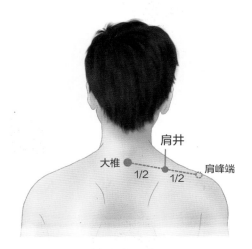

肩井 定位：位于肩上，前直乳中穴，当大椎穴（见第25页）与肩峰端连线的中点处。

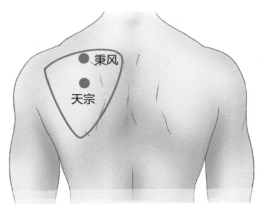

天宗 定位：位于肩胛区，肩胛冈中点与肩胛骨下角连线上1/3与下2/3交点凹陷中，当冈下窝中央凹陷处。

快速取穴：以对侧手，由颈下过肩部，将手伸向肩胛骨，中指指腹处即是。

操作：

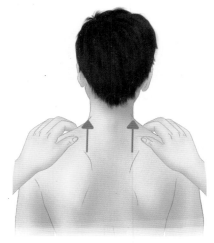

拿肩井　将双手置于两侧肩井穴，同时以拿法拿肩井（请扫二维码观看操作视频）。

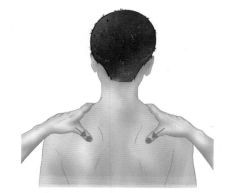

按天宗　以拇指按天宗穴，以受术者感觉轻到中度酸胀为宜。

➢ **频率：** 拿法频率 30 次 / 分，时间 30 ~ 50 秒。按法操作每穴 1~2 分钟。

> 颈部肌肉疼痛、颈椎活动受限　+按揉阿是穴、合谷

原理： 解痉止痛。

取穴：

阿是穴　定位：压痛点，无固定位置，一般随病症而变。以手按压，受术者觉痛处即为阿是穴，按压后可以缓解疼痛。

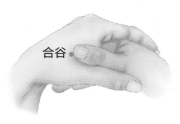

合谷

合谷 定位：在手背，第1、2掌骨间，当第2掌骨桡侧的中点处。

快速取穴：以一手的拇指指间关节横纹，放在另一手拇、食指之间的指蹼缘上，当拇指尖下即为此穴。

操作： 先以拇指按揉法，按揉合谷穴。边按揉边嘱受术者缓缓旋转、活动颈椎。再以拇指按揉法，按揉阿是穴。

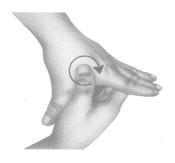

➢ **频率：** 按揉法频率 100~120 次 / 分，时间 1 ~ 2 分钟。

肌筋膜炎

【概述】肌筋膜炎是一种临床常见，却又常被忽略或误诊的疾病，其实质是肌肉和筋膜的无菌性炎症。当机体受到寒冷、潮湿、疲劳、外伤等外界不良因素刺激时，可诱使其急性发作。肌筋膜局部经常因承受负荷而导致紧张或者处于疲劳状态，从而引起姿势性损伤。本病主要表现为弥漫性钝痛、局部发凉、肌肉痉挛、皮肤麻木及运动障碍等，疼痛特点是晨起痛、日间轻、傍晚复重，可发生于人体多个部位，其中颈肩、腰背部多发。

【辨证取穴与部位】

主取	次取	次取
竖脊肌	冈上肌、冈下肌	膀胱经行于胸腰脊柱两旁段

【按摩】

步骤一　掌按竖脊肌，掌推竖脊肌

原理：舒筋通络。

部位：

竖脊肌　定位：位于脊柱两侧，由棘肌、最长肌和髂肋肌三部分组成。起点：骶骨背面、髂嵴、腰椎棘突。止点：肋骨，颈椎、胸椎的棘突，腰椎和胸椎横突等部位。

操作：

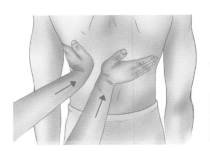

掌按竖脊肌　术者以掌按法，自上而下，掌按受术者脊柱两旁之竖脊肌（请扫二维码观看操作视频）。

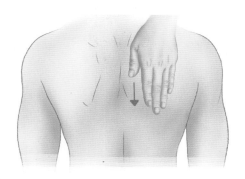

掌推竖脊肌　再以手掌推脊柱两侧之竖脊肌。

➤ **频率：**掌按竖脊肌自上而下 3 遍。掌推竖脊肌两侧各 5 遍。

步骤二　指按冈上肌、冈下肌

原理：解痉止痛。

部位：

冈上肌　定位：冈上肌起始于肩胛骨的冈上窝，肌束向外经肩峰和喙肩韧带下方，跨越肩关节，止于肱骨大结节上部。

冈下肌　定位：位于冈下窝及肩背部，肌肉较丰满，起于肩胛骨冈下窝，止于肱骨大结节。

操作：

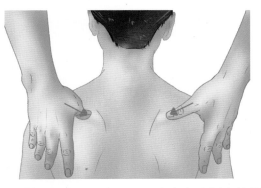

指按冈上肌　术者以拇指指按法，沿肩胛骨冈上窝自内侧向外侧按压。

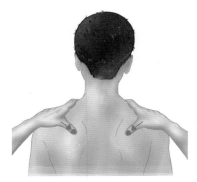

指按冈下肌 再以拇指指按法，在肩胛骨冈下窝行指按法，在天宗穴（见第97页）处重点刺激。

> **频率：** 指按冈上肌、冈下肌时动作沉稳、柔和、深透，操作频率20次/分，时间50～60秒。

步骤三　掌擦膀胱经

原理：温阳散寒，舒筋通络。

部位：

膀胱经 定位：取膀胱经行于胸腰脊柱两旁段。

操作：受术者俯卧位，术者以掌擦法，擦脊柱两侧之膀胱经。可以冬青油作为介质，以增加透热力度，防止皮肤破损。

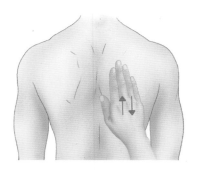

> **频率：** 掌擦膀胱经，频率80~100次/分，时间30～50秒。

急性
腰扭伤

【概述】急性腰扭伤是腰部肌肉、筋膜、韧带等软组织因外力作用突然受到过度牵拉而引起的急性撕裂伤，常发生于搬抬重物、腰部肌肉强力收缩时。急性腰扭伤可使腰骶部肌肉的附着点、骨膜、筋膜和韧带等组织撕裂。受术者有搬抬重物史，有的受术者主诉听到清脆的响声。伤后重者疼痛剧烈，当即不能活动；轻者尚能工作，但休息后或次日疼痛加重，甚至不能起床。检查时见患者腰部僵硬，腰前凸消失，可有脊柱侧弯及骶棘肌痉挛，在损伤部位可找到明显压痛点。

【辨证取穴与部位】

主取	次取	次取
肾俞、大肠俞	腰骶部、八髎	合谷

【按摩】

步骤一　指拨肾俞、大肠俞

原理：解痉止痛。

取穴：

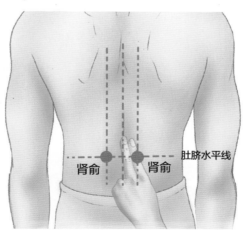

肾俞　定位：在腰部，在第2腰椎棘突下，后正中线旁开1.5寸。
　　　　快速取穴：肚脐水平线与脊柱相交处旁开2横指处。

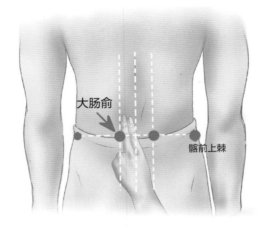

大肠俞 定位：在腰部，第4腰椎棘突下，后正中线旁开1.5寸。

快速取穴：两侧髂前上棘连线与脊柱的交点，旁开2横指处。

操作：

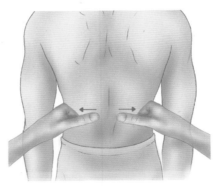

指拨肾俞 受术者俯卧，身心放松，术者以指拨法，拨肾俞。

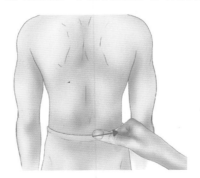

指拨大肠俞 操作与肾俞一样，也可两侧穴位同时指拨。

➤ **频率：** 指拨法频率60次/分，每穴各拨1分钟。

步骤二　横擦腰骶部，竖擦八髎

原理：舒筋解痉止痛。

取穴：

腰骶部　定位：第3~5腰椎棘突两侧及骶骨体表投影区。

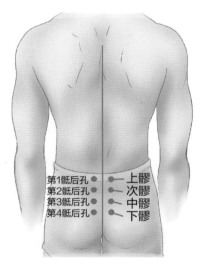

第1骶后孔 ●—— 上髎
第2骶后孔 ●—— 次髎
第3骶后孔 ●—— 中髎
第4骶后孔 ●—— 下髎

八髎　定位：八髎又称上髎、次髎、中髎和下髎，左右共八个穴位，分别在第1、
　　　　2、3、4骶后孔中，合称"八穴"。

操作：

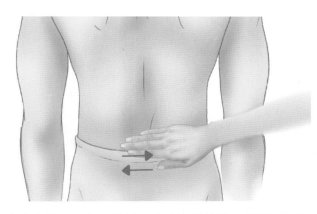

横擦腰骶部　受术者俯卧，身心放松，术者以掌擦法，横擦腰骶部，来回擦。

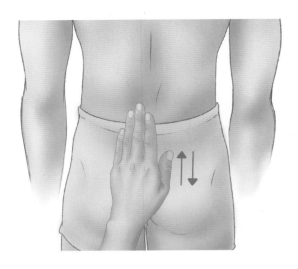

竖擦八髎 再以掌擦法，竖擦八髎，来回擦。

➤ **频率：** 擦法频率 80~100 次 / 分，共 1~2 分钟。

步骤三 按揉合谷，结合深蹲站起运动

原理：解痉止痛，滑利关节。

取穴：

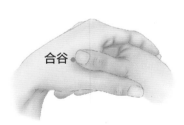

合谷

合谷 定位：在手背，第1、2掌骨间，当第2掌骨桡侧的中点处。

快速取穴：以一手的拇指指间关节横纹，放在另一手拇、食指之间的指蹼缘
上，当拇指尖下即为此穴。

操作： 受术者站立位，可自行拇指按揉合谷穴，可同时做深蹲站起的运动。

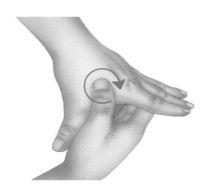

➤ **频率：** 按揉法频率 100~120 次 / 分，蹲起 8~10 次。

慢性腰肌劳损

【概述】慢性腰肌劳损是指腰骶部肌肉、筋膜以及韧带等软组织的慢性损伤，导致局部无菌性炎症发作。患上腰肌劳损后，主要表现为腰部隐痛反复发作，劳累后加重，休息后缓解等；长期反复发作的腰背部疼痛，呈钝性胀痛或酸痛不适，时轻时重，迁延难愈。休息、适当活动或经常改变体位姿势可使症状减轻；劳累、阴雨天气、受风寒影响则症状加重。

【辨证取穴与部位】

主取	次取	次取
肾俞、大肠俞	委中、承山	腰骶部、足太阳膀胱经胸腰段

【按摩】

步骤一　指拨肾俞、大肠俞

原理：解痉止痛。

取穴：

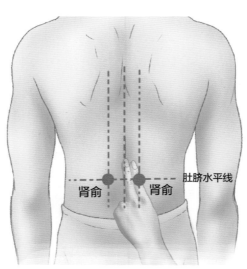

肾俞　定位：在腰部，在第2腰椎棘突下，后正中线旁开1.5寸。

　　　　快速取穴：肚脐水平线与脊柱相交处旁开2横指处。

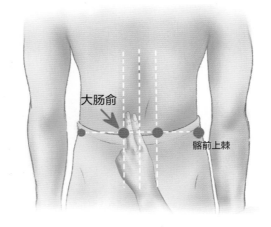

大肠俞　定位：在腰部，第4腰椎棘突下，后正中线旁开1.5寸。

　　　　快速取穴：两侧髂前上棘连线与脊柱的交点，旁开 2 横指处。

操作：

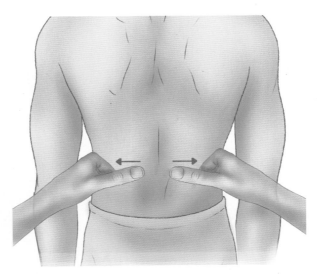

指拨肾俞　受术者俯卧，身心放松，术者以指拨法，拨肾俞。

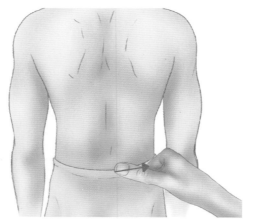

指拨大肠俞 以同样的手法指拨大肠俞，也可两侧穴位同时进行。

> **频率：** 指拨法频率 60 次 / 分，每穴拨 1 分钟。

步骤二　按揉委中、承山

原理：通络止痛。

取穴：

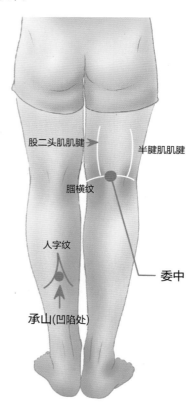

股二头肌肌腱

半腱肌肌腱

腘横纹

委中

人字纹

承山(凹陷处)

委中　定位：腘横纹中点，当股二头肌肌腱与半
　　　　腱肌肌腱的中间。

承山　定位：在小腿后面正中，委中与昆仑之
　　　　间，当伸直小腿或足跟上提时腓肠
　　　　肌肌腹下出现尖角凹陷处。

操作： 受术者俯卧位，术者以拇指按揉法，依次按揉委中、承山穴。

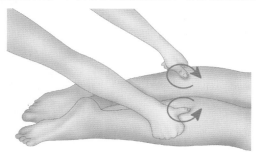

> **频率：** 按揉法频率 100~120 次 / 分，每穴 1 ~ 2 分钟。

步骤三　横擦腰骶部，竖擦膀胱经胸腰段，掌拍腰骶部

原理： 温经通络，行气活血。

取穴：

腰骶部 定位：人体后背，第3~5腰椎棘突两侧及骶骨体表投影区。

膀胱经 定位：取足太阳膀胱经行于胸腰脊柱两旁段。

操作：

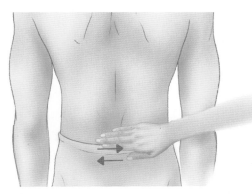

横擦腰骶部 受术者俯卧位，术者以掌擦法，横擦腰骶部，来回擦。

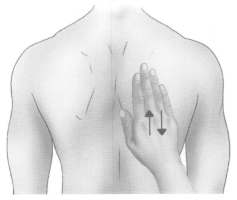

竖擦膀胱经胸腰段 以掌擦法，竖擦脊柱两旁之膀胱经，来回擦。

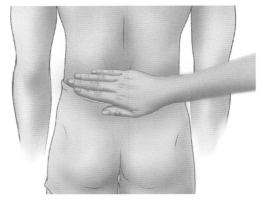

掌拍腰骶部 以掌拍法，上下往返掌拍腰背部，以宣散邪气，结束治疗。

➢ **频率：**擦法频率 80~100 次/分，共 1~2 分钟。掌拍法操作 1 分钟。

肩周炎

【概述】肩关节周围炎又称肩周炎，以肩部逐渐产生疼痛，夜间为甚，逐渐加重，肩关节活动功能受限而且日益加重，至一定某种程度后逐渐缓解，直至最后完全复原为主要表现的肩关节囊及其周围韧带、肌腱和滑囊的慢性特异炎症。肩周炎亦称"五十肩"，是一种中老年人的常见疾病。对初期疼痛较重的，可以按揉穴位为主；对肩关节活动功能障碍，特别是举臂受限的，可以辅助以拔伸、摇等手法。

【辨证取穴与部位】

主取	次取	次取
肩髃、肩髎、肩井	秉风、天宗	肩

【按摩】

> 步骤一 按揉肩髃、肩髎，拿肩井

原理：疏经通络止痛。

取穴：

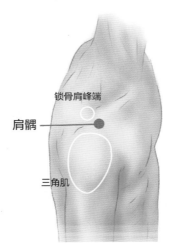

锁骨肩峰端

肩髃

三角肌

肩髃 定位：在肩部，三角肌上，臂外展或向前平伸时，当肩峰前下方凹陷处。

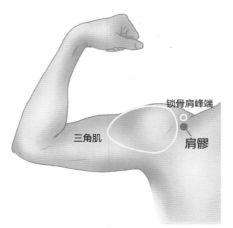

肩髎 定位：在肩部，肩髃后方，当臂外展时，于肩峰后下方呈现凹陷处。

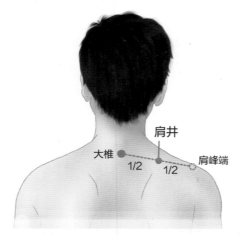

肩井 定位：位于肩上，前直乳中穴，当大椎穴（见第25页）与肩峰端连线的中点上。

操作：

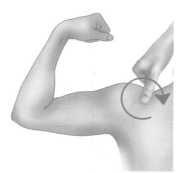

按揉肩髃、肩髎 受术者俯卧位，术者以拇指按揉法，分别于患肩肩髃、肩髎行按揉法操作。

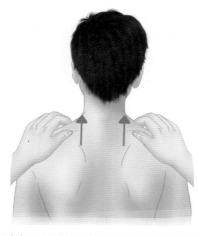

拿肩井　可双手同时拿两侧肩井（请扫二维码观看操作视频）。

> **频率：** 按揉法频率 100~120 次 / 分，每穴操作 2 分钟。拿法操作 1 分钟，
> 以受术者觉肩井穴酸胀、拿后温热感为好。

步骤二　指按、按揉秉风、天宗

　　　　原理： 舒筋通络止痛。
　　　　取穴：

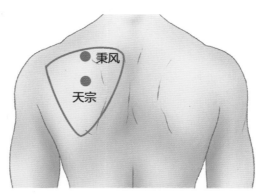

秉风　定位：在肩胛部，肩胛冈上窝中央，天宗直上，举臂有凹陷处。

天宗　定位：在肩胛部，肩胛冈中点与肩胛骨下角连线上1/3与下2/3交点凹陷中，
　　　　　　当冈下窝中央凹陷处。
　　　　快速定穴：以对侧手，由颈下过肩部，将手伸向肩胛骨，中指指腹处即是。

操作：

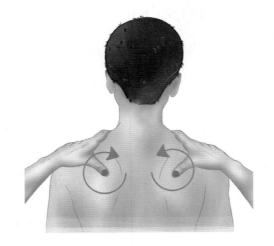

指按、按揉秉风 受术者俯卧位，术者以指按法按压两侧秉风穴，以轻到中度酸胀感为宜，然后按揉秉风穴。

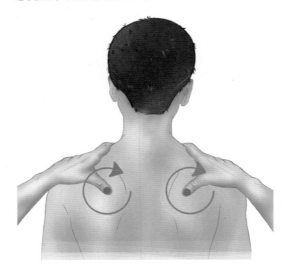

指按、按揉天宗 以相同手法先按压、再按揉两侧天宗穴。

➤ **频率：** 为了增加手法刺激力，按压时可以双手拇指重叠操作。按压频率 20次 / 分，按压 10 ～ 20 次。按揉法频率 100~120 次 / 分，每穴 1 ～ 2分钟。

步骤三　托肘摇肩，拔伸患肩

原理： 滑利关节。
部位： 患肩。
操作：

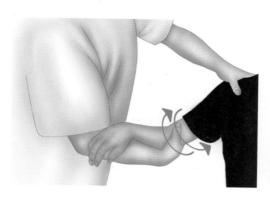

托肘摇肩法　受术者取端坐位，身体放松。术者站于其身体一侧，一手扶住近侧肩上部，另一手虎口轻扣其肘弯并托住其肘部，使其前臂搭在术者前臂上，然后做肩关节顺时针和逆时针方向的环转摇动（请扫二维码观看操作视频）。

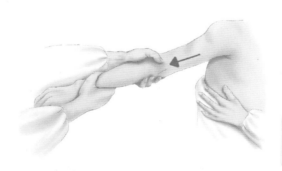

拔伸患肩　术者以双手握持受术者上臂，进行纵向牵拉，使肩部关节间隙拉开（请扫二维码观看操作视频）。拔伸的同时可以对上肢做和缓的内外旋被动运动。有条件的话，可请助手固定受术者。

➤ **频率：** 摇法幅度从小到大，拔伸法力量逐渐增加，观察受术者耐受程度。摇10~20次，拔伸1~2分钟。

网球肘 （肱骨外上髁炎）

【概述】网球肘（肱骨外上髁炎）是肘部常见的伤病，主要因前臂伸肌长期反复的牵拉引起的慢性撕拉伤导致，多见于网球、羽毛球、乒乓球、击剑运动员，或者前臂伸肌反复用力的工作者。

【辨证取穴与部位】

主取	次取	次取
曲池、手三里、合谷	前臂桡侧	肘

【按摩】

步骤一　指拨曲池，按揉手三里、合谷

原理：通络止痛，柔筋。

取穴：

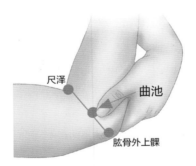

尺泽　　曲池　　肱骨外上髁

曲池　定位：在肘横纹外侧端，屈肘，当尺泽（见第27页）与肱骨外上髁连线中点。

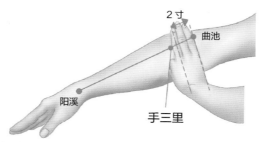

手三里 定位：在前臂背面桡侧，在阳溪穴（定位：在腕背横纹桡侧，手拇指上翘时，当拇短伸肌腱与拇长伸肌腱之间的凹陷中）与曲池穴（见第27页）连线上，肘横纹下2寸（约3横指）处。

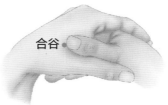

合谷 定位：在手背，第1、2掌骨间，当第2掌骨桡侧的中点处。

快速取穴：以一手的拇指指间关节横纹，放在另一手拇、食指之间的指蹼缘上，当拇指尖下即为此穴。

操作：

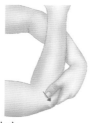

指拨曲池 以指拨法指拨患肢曲池穴。

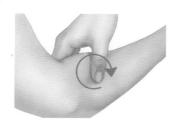 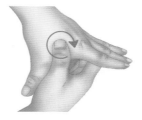

按揉手三里、合谷 再以拇指按揉患肢手三里、合谷穴。

➢ **频率：** 指拨 10~15 次。按揉法频率 100~120 次 / 分，每穴 1 ~ 2 分钟。

步骤二　掌擦前臂桡侧缘

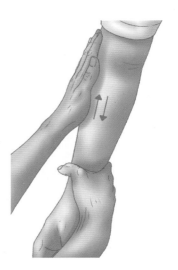

原理： 行气活血，舒筋。

部位： 前臂桡侧。

操作： 受术者端坐椅子上，术者一手托起需要治疗的一侧上肢，以掌擦法擦其前臂桡侧手掌大鱼际至肘一线，来回擦。

➢ **频率：** 擦法频率 80~100 次 / 分，共 1~2 分钟。

步骤三　摇肘

原理： 滑利关节，理筋。

部位： 肘关节。

操作： 受术者端坐椅子上，术者一手托起患侧上肢肘部，另一手握住患肢前臂，摇肘（请扫二维码观看操作视频）。

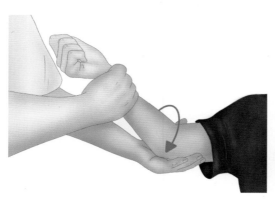

➢ **频率：** 摇肘法操作 10~20 次，可以在边摇的同时边揉曲池穴。

高尔夫球肘 （肱骨外上髁炎）

【概述】肱骨内上髁炎俗称高尔夫球肘，是由于前臂屈肌起点、肱骨内上髁处反复牵拉、累积性损伤所致肌腱慢性损伤性炎症。主要表现为肘关节内侧疼痛、压痛，握拳疼痛无力，肘活动正常。常见于高尔夫球、网球、射箭、举重等运动员。

【辨证取穴与部位】

主取	次取	次取
少海、青灵	前臂尺侧	前臂屈肌侧、阿是穴

【按摩】

步骤一　按揉少海、青灵

原理：通络止痛。

取穴：

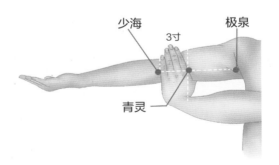

少海　　3寸　　极泉

青灵

青灵　定位：在臂内侧，当极泉与少海的连线上，肘横纹上3寸（约4横指），肱二头肌的内侧沟中。

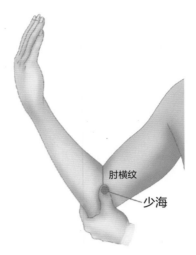

肘横纹

少海

少海 定位：位于肘前区，横平肘横纹，肱骨内上髁前缘。

操作：以拇指按揉法，依次按揉其患肢少海、青灵穴。

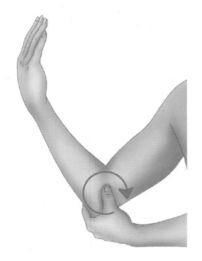

➤ **频率：** 按揉法频率 100~120 次 / 分，每穴 1 ~ 2 分钟。

步骤二 掌擦前臂尺侧

原理：温经通络，行气活血。

部位：前臂尺侧缘，自小鱼际至肘关节内侧一线。

操作： 受术者端坐位，术者以掌擦法，来回擦其患肢前臂尺侧（小指侧）。可以结合使用冬青膏介质，以增加润滑度。

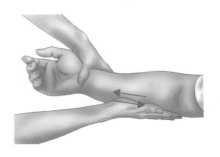

➤ **频率：** 擦法频率 80~100 次 / 分，共 1~2 分钟。

步骤三 指按前臂屈肌侧，并于阿是穴重点操作

原理： 解痉，通络止痛。
取穴：

阿是穴 即压痛点。无固定位置，一般随病症而变。以手按压，受术者觉痛处即为阿是穴，按压后可以缓解疼痛。

操作： 术者以指按法，指按受术者患肢前臂屈肌侧，并于阿是穴处重点按压。以受术者觉轻度酸胀为好。

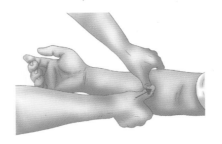

➤ **频率：** 指按法频率 20 次 / 分，共按压约 3 分钟。为增加刺激力，可双手拇指相叠操作。

尺骨鹰嘴滑囊炎（矿工肘）

【概述】尺骨鹰嘴滑囊炎又称旷工肘，是发生于尺骨鹰嘴滑囊内的无菌性炎症，以局部疼痛、活动受限和局限性压痛为主要表现。多发生于体力劳动者，多因尺骨鹰嘴受到长期的慢性摩擦性刺激，比如矿工和战士匍匐爬行，肘部与地面长时间摩擦，射击运动员卧射时支撑以及学生长时间写字时用肘部支撑，会导致无菌性炎症，引起疼痛。

【辨证取穴与部位】

主取	次取	次取
少海、曲池、手三里	前臂尺侧缘	肱三头肌

【按摩】

步骤一　按揉少海、曲池、手三里

原理：通络止痛。

取穴：

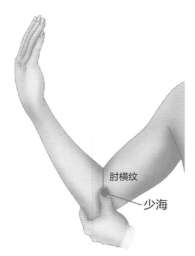

肘横纹

少海

少海 定位：位于肘前区，横平肘横纹，肱骨内上髁前缘。

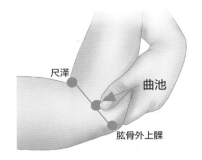

曲池 定位：在肘横纹外侧端，屈肘，当尺泽（见第27页）与肱骨外上髁连线中点。

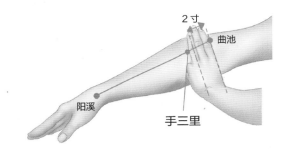

手三里 定位：在前臂背面桡侧，在阳溪穴（见第42页）与曲池穴（见第27页）连线上，肘横纹下2寸（约3横指）处。

操作：

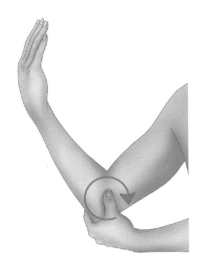

按揉少海 受术者端坐位，术者以拇指按揉法，按揉患肢少海。也可自行按揉。

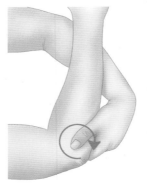

按揉曲池 操作手法与少海相同。

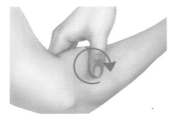

按揉手三里 操作手法与少海相同。

> **频率：** 按揉法频率 100~120 次 / 分，三穴各 1 分钟。

步骤二 掌擦前臂尺侧缘

原理：温经通络，行气活血。

部位：前臂尺侧缘，自小鱼际至肘关节内侧一线。

操作：受术者端坐位，术者以掌擦法，来回擦受术者患肢前臂尺侧（小指侧）。
可以结合使用冬青膏介质，以增加润滑度。

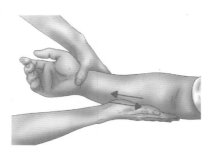

> **频率：** 擦法频率 80~100 次 / 分，共 1~2 分钟。

步骤三 拿肱三头肌

原理：舒筋通络。

部位：肱三头肌，即上臂后群之伸肌。

操作：受术者端坐位，术者拿受术者患肢肱三头肌。

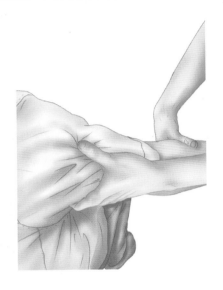

➢ **频率：** 拿法共操作 1~2 分钟。

鼠标手 (腕管综合征)

【概述】腕管综合征就是由于各种原因导致腕管内压力增高或者是容积下降，压迫正中神经所引起的一种综合征。主要症状桡侧三个半手指（拇指、食指、中指及无名指桡侧半指）麻木、刺痛或烧灼样痛、肿胀感。患手握力减弱，握物、端物时偶有突然失手的情况。夜间、晨起或劳累后症状加重，活动或甩手后症状减轻。长期从事手工作业者，如 IT 行业、电脑操作员等，易引起腕部损伤，引发本病，故本病又称为鼠标手。

【辨证取穴与部位】

主取	次取	次取
腕部	前臂内侧	内关、鱼际、劳宫

【按摩】

步骤一　拔伸腕关节，摇腕关节

原理：滑利关节，理筋。
部位：腕关节。
操作：

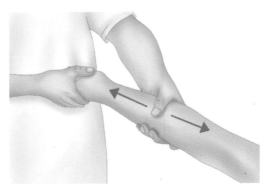

拔伸腕关节　受术者取坐位，术者站于其对面，一手握住其患肢前臂中段，另一手握住其手掌，双手缓缓做相反方向的用力拔伸（请扫二维码观看操作视频）。

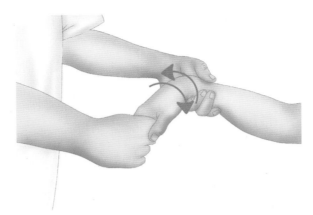

摇腕关节 受术者上肢放松，术者一手捏住其患肢前臂下段，另一手捏住其手掌或手指，先略做拔伸，然后双手协同用力，在保持一定牵拉力的状态下，引导腕关节做顺时针或逆时针方向的环旋摇动。

▶ **频率：** 拔伸法操作1分钟，摇法操作1分钟。

步骤二　指按前臂内侧

原理： 解痉舒筋。

部位： 取前臂内侧，从腕掌横纹至肘横纹中点的连线。

操作： 受术者仰卧治疗床上，仰掌，前臂旋后位，术者以指按法，按压患肢从腕掌横纹至肘横纹中点的连线。

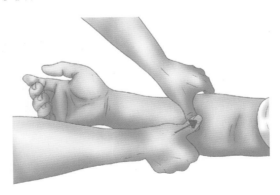

▶ **频率：** 指按频率20次/分，往返操作3遍。

原理：通络止痛。

取穴：

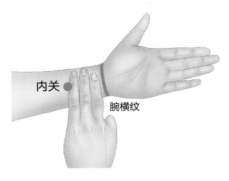

内关

定位：位于前臂掌侧，当曲泽与大陵的连线上，腕横纹上2寸，掌长肌腱与桡侧腕屈肌腱之间。

快速取穴：腕横纹向上3横指，两条大筋之间即是。

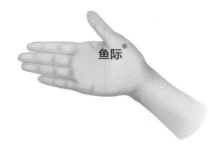

鱼际

定位：在第1掌指关节后凹陷处，约当第1掌骨中点桡侧，赤白肉际处。

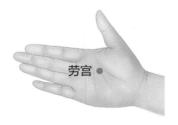

劳宫

定位：位于手掌心，当第2、3掌骨之间偏于第3掌骨，握拳屈指时中指尖处。

操作：

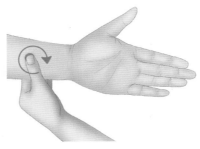

按揉内关　受术者端坐位，术者以拇指按揉法按揉患肢内关。

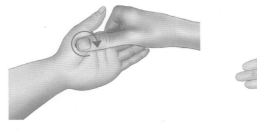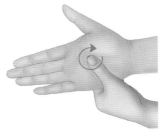

按揉鱼际、劳宫　再以拇指按揉法，逐个按揉患肢鱼际、劳宫穴。

➢ **频率：**按揉法频率100~120次/分，每穴1~2分钟。

踝关节扭伤

【概述】踝关节扭伤指踝关节韧带过度拉伸和撕裂，表现为踝关节肿胀、疼痛，活动障碍。

【辨证取穴与部位】

主取	次取
丘墟、悬钟、阳陵泉	踝关节

【按摩】

步骤一　按揉丘墟、悬钟、阳陵泉

原理：解痉通络。

取穴：

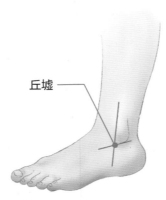

丘墟

丘墟　定位：位于足外踝的前下方，当趾长伸肌腱的外侧凹陷处。

　　　　快速取穴：在足外踝的前下方，外踝前缘垂线与下缘水平线交点，按压有凹
　　　　陷处。

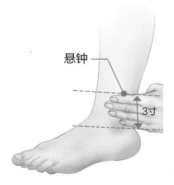

悬钟 定位：位于小腿外侧部，外踝尖上3寸（4横指），腓骨前缘凹陷处。

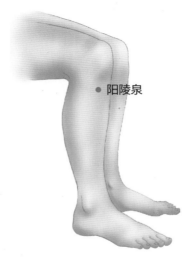

阳陵泉 定位：在小腿外侧，腓骨小头前下凹陷中。

操作：

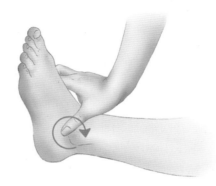

按揉丘墟 术者以拇指按揉法按揉受术者患肢丘墟。

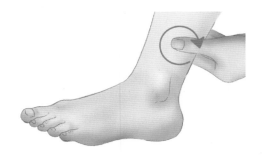

按揉悬钟　术者以拇指按揉法按揉受术者患肢悬钟。

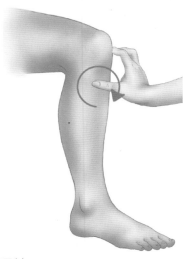

按揉阳陵泉　操作手法同悬钟。

➢ **频率：**按揉法频率 120~150 次 / 分，每穴 1 ~ 2 分钟。

> **步骤二　摇踝关节**

原理： 滑利关节，理筋。
部位： 踝关节。
操作： 受术者取仰卧位，下肢放松伸直。术者站于其足端，以一手掌心托住患肢足跟，另一手捏住脚掌，在稍用力拔伸的状态下做双向环旋摇动（请扫二维码观看操作视频）。

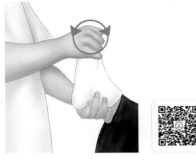

➤ **频率：** 摇踝关节约 1 分钟，顺时针摇之后逆时针摇。

足跟痛

【概述】足跟痛是由多种慢性疾患所致脚后跟疼痛，其与劳损和退化有密切关系，是中老年常见的临床症状。中医认为肾阳不足或肝肾亏虚是致病的重要因素。

【辨证取穴与部位】

主取	次取	次取
太溪、昆仑	涌泉	腓肠肌

【按摩】

步骤一　按揉太溪、昆仑

原理：通络止痛。

取穴：

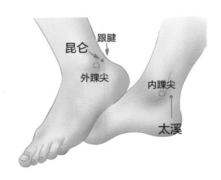

太溪　定位：在足内侧，内踝后方，内踝尖与跟腱之间的凹陷处。

昆仑　定位：在外踝区，外踝尖与跟腱之间的凹陷处。

操作： 以一手拇指置太溪，食指与之相对置
外侧昆仑穴，拇指、食指相对用力，
分别从外侧、内侧做按揉。

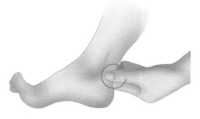

➢ **频率：** 按揉法频率 120~150 次 / 分，每穴
1 ~ 2 分钟。

步骤二　指按、掌擦涌泉

原理： 温经通络。
取穴：

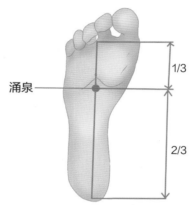

1/3

2/3

涌泉

涌泉 定位：足底部，卷足时足前部凹陷处，约当足底第2、3趾缝纹头端与足跟连
线的前1/3与后2/3交点处。

操作：

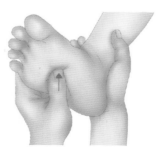

指按涌泉 受术者坐位，以拇指指腹按涌泉穴，为增加刺激力，可双手拇指相叠。
也可自行指按涌泉穴。

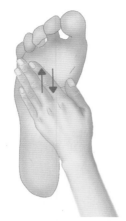

掌擦涌泉 然后，以掌擦法来回擦足底，特别是涌泉穴上下重点擦。

➢ **频率：**双足底分别指按涌泉穴 1~2 分钟，擦法操作 1 分钟。

步骤三　掌推腓肠肌

原理：舒筋止痛。

部位：腓肠肌，系小腿后群肌之一。

操作：受术者俯卧，术者以掌推法，自上而下掌推患侧下肢腓肠肌。

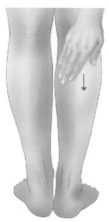

➢ **频率：**掌推法应沉稳和缓，操作 8~10 次。

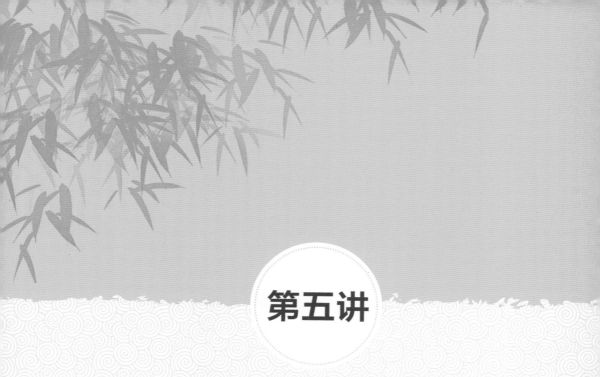

第五讲

妇科病症的推拿

月经不调

【概述】月经不调也称月经失调，是妇科常见病，表现为月经周期、经期、经量、经质的异常，即月经过多、过少，经期延长，经间期出血，月经先期、后期、先后不定期等的统称，可伴月经前、经期时的腹痛及全身症状。中医学认为肝藏血、脾统血，肾气旺盛，肝脾调和，冲任脉盛，则月经按时而下。因此，月经的发生常与肝、脾、肾及冲、任二脉有关系，常见证型如寒凝证、肝郁证。

【辨证】

证型	辨证要点	治法
寒凝证	经期延后，月经量少、色暗红、有瘀块。实寒者小腹拒按冷痛，得热则减，四肢不温，面色青白，舌质暗淡，苔白，脉沉紧。虚寒者小腹隐痛，喜温喜按，小便清长，大便溏，舌淡苔白，脉细弱	温经散寒
肝郁证	经量或多或少、色暗红或紫红，经行不畅，伴乳房及两胁部胀痛，胸闷不舒，食少嗳气，喜欢叹气，舌红苔薄黄，脉弦涩	疏肝理气

【辨证取穴与部位】

主穴	寒凝证	肝郁证
中极、气海、关元	+ 小腹、八髎	+ 胁肋部

【按摩】

主穴按摩　揉中极、气海、关元

原理：理气调经。

取穴：

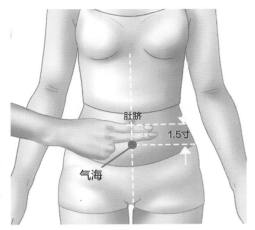

气海 定位：前正中线上，肚脐下1.5寸（约2横指）。

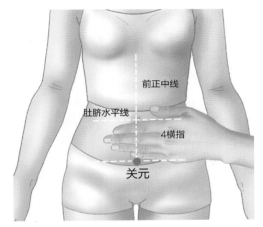

关元 定位：前正中线上，肚脐下3寸（约4横指，即气海穴再向下2横指处）。

中极 定位：在下腹部，前正中线上，当脐中下4寸[即关元穴下1寸，约1横指（拇指）]。

操作： 受术者仰卧位，术者以食、中指两指指腹，依次揉中极、气海、关元。

➤ **频率：** 指揉法频率120~150次/分，每穴1~2分钟。

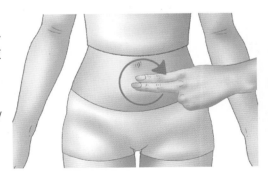

寒凝 +掌根揉小腹部，掌擦八髎

原理：温经散寒。

部位：

小腹部 定位：人体下腹的中部。

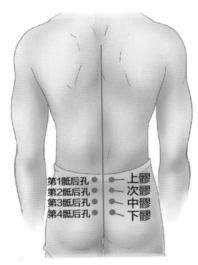

第1骶后孔 ● 上髎
第2骶后孔 ● 次髎
第3骶后孔 ● 中髎
第4骶后孔 ● 下髎

八髎 定位：八髎又称上髎、次髎、中髎和下髎，左右共八个穴位，分别在第1、
2、3、4骶后孔中，合称"八穴"。

操作：

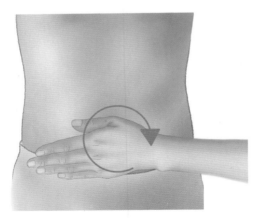

掌根揉小腹部 受术者仰卧位，术者以掌揉法，揉受术者小腹部。

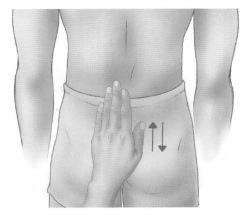

掌擦八髎 受术者俯卧，术者以掌擦法，竖擦八髎穴，来回擦。

➢ **频率：** 掌揉法 2 分钟；掌擦法频率 80 ~ 100 次 / 分，时间 1 分钟。

肝郁 +掌擦胁肋部

原理： 疏肝理气。

部位： 胁肋部，即人体身侧之两胁部。

操作： 受术者端坐位，暴露胁肋部皮肤，术者站立一侧，以掌擦法，来回
擦胁肋部。

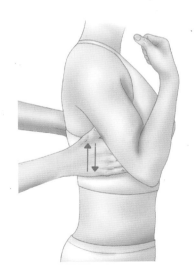

➢ **频率：** 擦法频率 80~100 次 / 分，共擦约 1 分钟。

痛经

【概述】痛经为最常见的妇科症状之一，指行经前后或月经期出现下腹部疼痛、坠胀，伴有腰酸或其他不适，症状严重的影响生活质量。痛经分为原发性痛经和继发性痛经两类，要注意鉴别。从中医角度来看，疼痛时拒按属于实证，喜按属于虚证；得热痛减为寒证，得热痛剧为热证。常见证型如气滞血瘀、寒凝血瘀。

【辨证】

证型	辨证要点	治法
气滞血瘀	月经前或经期小腹部胀痛，经行量少，淋漓不畅，血色紫暗有血块，块下则疼痛减轻。肋肋部、乳房发胀，舌质紫暗，舌边或有瘀点，脉沉弦	行气活血
寒凝血瘀	月经前或经期小腹部冷痛，甚则牵连腰脊疼痛，得热则舒，经行量少，色暗有血块，畏寒，便溏，苔白腻，脉沉紧	温经散寒止痛

【辨证取穴与部位】

部位与主穴	气滞血瘀	寒凝血瘀
腹部、腰背部、八髎	＋太冲、三阴交	＋神阙、关元

【按摩】

主穴按摩　掌揉腹部、腰背部，擦八髎

原理：温经通络止痛。
取穴：

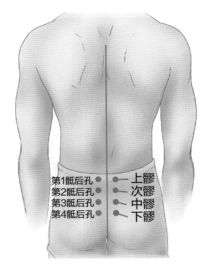

八髎　定位：八髎又称上髎、次髎、中髎和下髎，左右共八个穴位，分别在第1、
　　　　2、3、4骶后孔中，合称"八穴"。

　　操作：

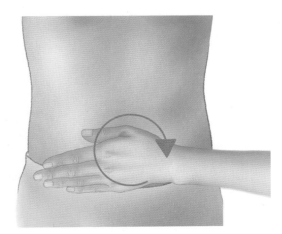

掌揉腹部　受术者仰卧位，术者以全掌揉法，沿顺时针揉全腹，在小腹部重点
　　　　　操作。

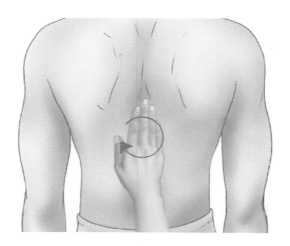

掌揉腰背部 受术者俯卧，术者以掌揉法揉腰背部，即在腰部督脉、膀胱经上下往返揉之。

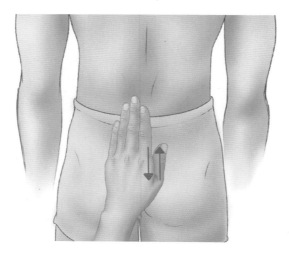

擦八髎 受术者俯卧，术者以掌擦法竖擦八髎，来回擦。

➢ **频率：** 揉法频率100~120次/分，掌擦法80~100次/分，共4~5分钟。

气滞血瘀　+点按、按揉太冲、三阴交

原理： 行气活血。

取穴：

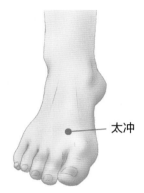

太冲

太冲 定位：位于足背侧，第1、2跖骨结合部之前凹陷处。

快速取穴：在足背，沿第1、第2趾间横纹向足背上推，感到有一凹陷处即
为太冲穴。

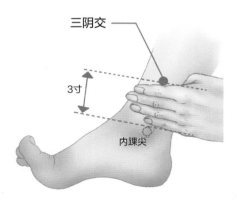

三阴交

3寸

内踝尖

三阴交 定位：在小腿内侧，当足内踝尖上3寸（4横指），胫骨内侧缘后方。

操作：

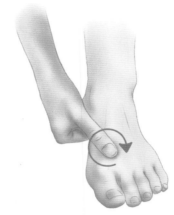

点按、按揉太冲　受术者坐位，可行自我按摩法，以一手拇指指端点按太冲穴，然后以拇指按揉法按揉。

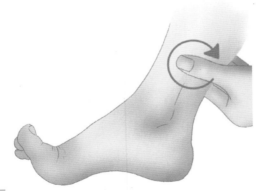

点按、按揉三阴交　再以一手拇指指端点按三阴交，然后以拇指按揉法按揉。

▷ **频率：**点按操作 10~15 次；按揉法频率 100~120 次 / 分，每穴 1 ~ 2 分钟。

寒凝血瘀　+掌揉神阙、关元

原理： 温经散寒止痛。

取穴：

神阙 定位：脐中央。

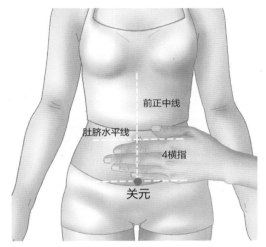

前正中线

肚脐水平线

4横指

关元

关元 定位：前正中线上，肚脐下3寸（约4横指处）。

操作： 受术者仰卧位，术者以掌揉法依次按揉神阙、关元。

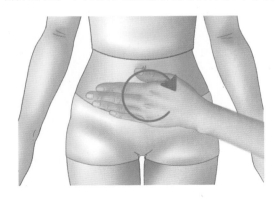

➤ **频率：** 按揉法频率100~120次/分，每穴1~2分钟。

闭经

【概述】闭经是指无月经或月经停止。根据以往有无月经来潮分为原发性和继发性两类。原发性闭经是指年龄超过 16 岁、女性第二性征已发育、月经还未来潮，或 14 岁无女性第二性征发育者；继发性闭经是指曾建立正常月经周期，但在正常绝经年龄前的任何时间（除外妊娠或哺乳）月经停止来潮 6 个月，或按自身原来月经周期计算停经 3 个周期以上者。从中医角度来看，本病病因较复杂，但总体上不外乎虚实两类。

【辨证】

证型	辨证要点	治法
肝肾不足	女子18岁，尚未行经，或初潮年龄较晚，或由于月经后期，量少色淡，逐渐至闭经。体质虚弱，腰膝酸软，头晕耳鸣，或口干咽燥，烦躁，潮热盗汗，两颧暗红，舌质红或舌淡苔少，脉细涩	调理肝肾、冲任
气滞血瘀	月经数月不行，精神郁闷，烦躁易怒，胸胁胀满，少腹胀痛或拒按，舌边紫暗或有瘀点，脉沉弦或沉涩	行气活血化瘀

【辨证取穴】

主穴	肝肾不足	气滞血瘀
关元、气海	＋肝俞、肾俞	＋血海、三阴交

【按摩】

主穴按摩　揉关元、气海

原理：调理胞宫。

取穴：

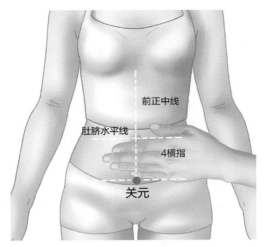

关元 定位：前正中线上，肚脐下3寸（约4横指，即气海穴再向下2横处）。

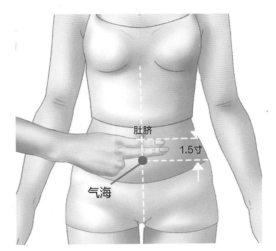

气海 定位：前正中线上，肚脐下1.5寸（约2横指）。

操作： 受术者仰卧，术者以指揉法先后揉关元穴、气海穴。

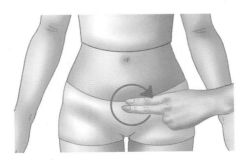

➤ **频率：** 揉法操作 100~120 次 / 分，每穴 1 ~ 2 分钟。

肝肾不足 +拇指拨肝俞、肾俞，并按揉

原理：调理肝肾。

取穴：

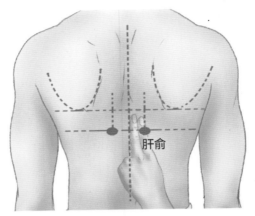

肝俞

肝俞 定位：在背部，当第9胸椎棘突下，后正中线旁开1.5寸(2横指)。

快速取穴：肩胛下角水平线与脊柱相交处（第7胸椎棘突），往下推2个椎体，其下缘旁开2横指处。

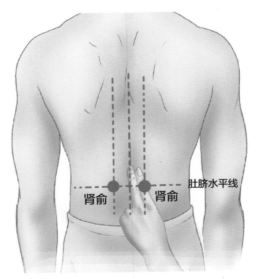

肚脐水平线

肾俞 肾俞

肾俞 定位：在腰部，在第2腰椎棘突下，后正中线旁开1.5寸。

快速取穴：肚脐水平线与脊柱相交处旁开2横指处。

操作： 受术者俯卧，术者以拇指拨法，依次指拨肝俞、肾俞，然后继之以按
揉法。

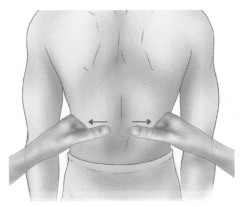

➤ **频率：** 每穴指拨 1 分钟；按揉法频率 100~120 次 / 分，每穴 1 ~ 2 分钟。

气滞血瘀 +按揉血海、三阴交

原理： 行气活血化瘀。
取穴：

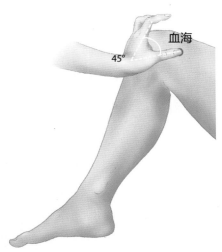

血海 **定位：** 在大腿内侧，髌底内侧端上2寸，当股四头肌内侧头的隆起处。
快速定穴： 屈膝 90°，手掌伏于膝盖上，拇指与其余四指成 45°，拇指尖
处即是。

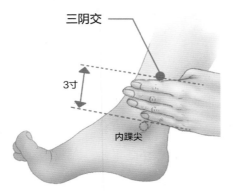

三阴交 定位：在小腿内侧，当足内踝尖上3寸（4横指），胫骨内侧缘后方。

操作：

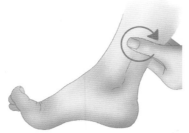

按揉三阴交 术者以拇指按揉法按揉受术者三阴交。

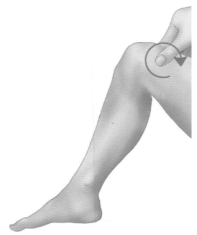

按揉血海 操作方法与三阴交相同。

➤ **频率：** 按揉法频率100~120次/分，每穴1～2分钟。

围绝经期
综合征

【概述】围绝经期综合征又称为绝经期综合征，是指妇女在从生育年龄向老年过渡的一段时间中，因为卵巢的功能减退、雌激素水平下降而引起的以自主神经功能紊乱为主的综合征。患者多为 40 岁后的绝经期或绝经后女性，绝经是其重要标志，症状持续 1~2 年，有时可长达 5~10 年。85% 的妇女在此期间有症状，但多数可以自行缓解。本节主要介绍其中常见的证型，如心肾不交、肝郁脾虚。

【辨证】

证型	辨证要点	治法
心肾不交	月经紊乱，心悸怔忡，失眠多梦，烦躁健忘，头晕耳鸣，腰膝酸软，口干咽燥，或见口舌生疮，舌红而干，舌苔少，脉细数	交通心肾
肝郁脾虚	情志抑郁不舒，心烦易怒，嗳气频作，胁肋胀痛，食欲缺乏，腹泻便溏，月经紊乱，经行小腹胀痛，或有血块，舌淡苔薄，脉弦	疏肝健脾

【辨证取穴】

主穴	心肾不交	肝郁脾虚
气海、关元、腹	＋内关、三阴交	＋足三里、太冲、涌泉

【按摩】

主穴按摩　指揉气海、关元，摩腹

原理：调理冲任。

取穴：

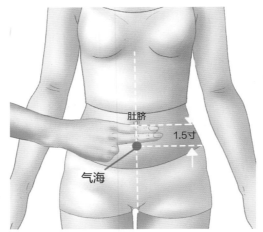

气海　定位：前正中线上，肚脐下1.5寸（约2横指）。

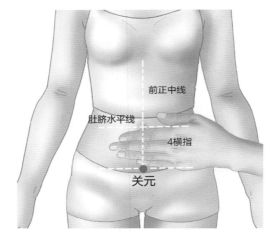

关元　定位：前正中线上，肚脐下3寸（约4横指，即气海穴再向下2横指处）。

操作：

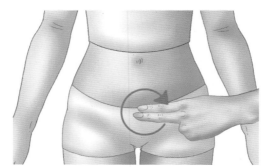

指揉气海、关元　受术者仰卧，术者依次揉受术者气海、关元二穴。也可双拇指相叠，以增加按揉渗透力。

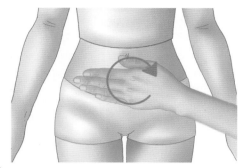

摩腹 以掌摩法摩腹。

➤ **频率：** 按揉法频率 100~120 次 / 分，每穴按揉 2 分钟。摩腹 2 分钟。

心肾不交 +指按内关、三阴交，按后用拇指揉法

原理：交通心肾。

取穴：

内关 定位：位于前臂掌侧，当曲泽与大陵
　　　　的连线上，腕横纹上2寸，掌
　　　　长肌腱与桡侧腕屈肌腱之间。
　　　快速取穴：腕掌侧横纹向上 3 横指，
　　　　两条大筋之间即是。

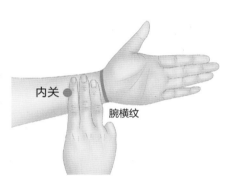

内关
腕横纹

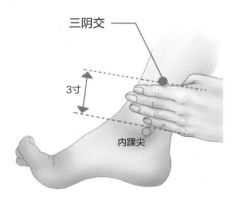

三阴交
3寸
内踝尖

三阴交 定位：在小腿内侧，当足内踝尖上3寸（4横指），胫骨内侧缘后方。

操作：

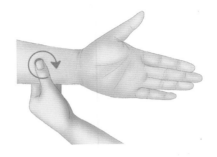

指按、揉内关　先按压内关穴，然后以拇指揉，以减轻按压所产生的痛觉刺激。

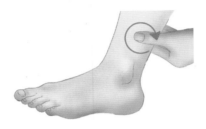

指按、揉三阴交　以拇指在下肢三阴交穴按压，然后以拇指揉。

➢ **频率：** 指按法8~10次；揉法频率100～120次/分，每穴1~2分钟。左侧
　　穴位操作完毕后可以换右侧穴位，方法相同。

肝郁脾虚　+按揉足三里、太冲、涌泉

原理： 疏肝健脾。
取穴：

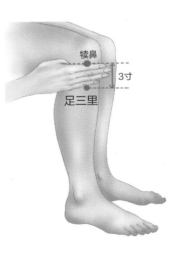

犊鼻

3寸

足三里

足三里　定位：小腿外侧，犊鼻下3寸（约4横
　　　　　指），距胫骨前缘1横指（中指）
　　　　　处。
　　　　快速取穴：站立弯腰，用同侧手虎口围住
　　　　　髌骨上外缘，其余4指向下，中指
　　　　　指尖处即为此穴。

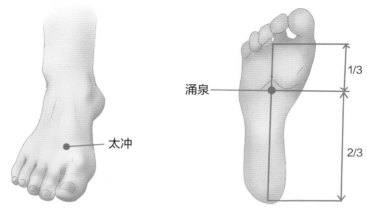

涌泉 —

1/3

2/3

太冲 —

太冲 定位：位于足背侧，第1、2跖骨结合部之前凹陷处。

快速取穴：在足背，沿第1、第2趾间横纹向足背上推，感到有一凹陷处即
为太冲穴。

涌泉 定位：足底部，卷足时足前部凹陷处，约当足底第2、3趾缝纹头端与足跟连
线的前1/3与后2/3交点处。

操作：

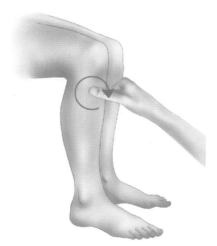

按揉足三里 术者以拇指按揉法，按揉受术者一侧足三里。然后再按揉另一侧足
三里。

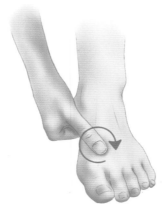

按、揉太冲 再以拇指按法，按压太冲穴，然后揉，以缓解按压产生的疼痛感。双足穴位交替进行。

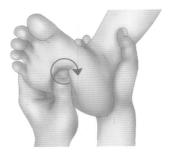

按、揉涌泉 最后以拇指按法，按压涌泉穴，然后揉。双足穴位交替进行。

➢ **频率：** 按揉法频率 100~120 次 / 分，每穴 1~2 分钟。指按法 8~10 次，揉法频率 100~120 次 / 分，每穴 1~2 分钟。

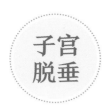

子宫
脱垂

【概述】子宫脱垂是指子宫从正常位置沿阴道下降，宫颈外口达坐骨棘水平以下，甚至子宫全部脱出阴道口以外，常合并有阴道前壁和（或）后壁膨出，而以阴道前壁膨出多见。子宫脱垂与支持子宫的各韧带松弛及骨盆底托力减弱有关，多见于分娩损伤、营养不良和从事体力劳动的妇女，长时间腹压增加、盆底组织发育不良或退行性病变也会导致此病。中医认为子宫脱垂的主要发病机制是冲任不固，提摄无力。常见证型有气虚和肾虚型。

【辨证】

证型	辨证要点	治法
气虚下陷	平时体虚，自觉有物下垂或脱出阴户之外，小腹及会阴部有下坠感，动则加重，面色少华，神疲气短，倦怠乏力，小便频数，带下量多、色淡、质稀，舌质淡，苔白，脉缓	补中益气
肾气不固	子宫脱垂，日久不愈，腰膝酸软，头晕耳鸣，小腹下坠，小便频，夜间尤甚，带下质稀，舌淡红，脉沉弱	补肾固脱

【辨证取穴】

主穴	气虚下陷	肾气不固
神阙、气海、关元	＋百会、涌泉	＋三阴交、太溪

【按摩】

主穴按摩　掌根揉神阙、气海、关元

原理：补气固脱

取穴：

神阙　定位：脐中央。

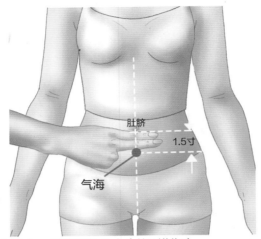

气海 定位：前正中线上，肚脐下1.5寸（约2横指）。

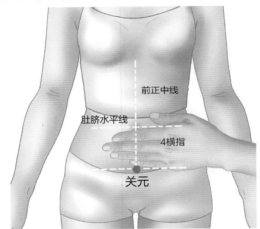

关元 定位：前正中线上，肚脐下3寸（约4横指，即气海穴再向下2横指处）。

操作： 受术者仰卧，术者站立床旁，用掌根依次揉神阙、气海、关元三穴。

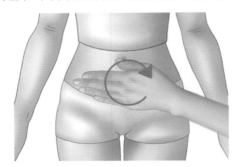

➢ **频率：** 掌根揉频率80~100次/分，每穴1~2分钟。

气虚下陷 +按揉百会、涌泉

原理：补中益气。
取穴：

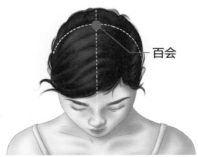

百会

百会 定位：在头部，前发际正中直上5寸，当两耳尖直上，头顶正中。
快速取穴：两耳尖连线与头正中线相交处。

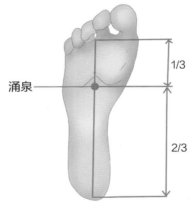

涌泉

1/3

2/3

涌泉 定位：足底部，卷足时足前部凹陷处，约当足底第2、3趾缝纹头端与足跟连
线的前1/3与后2/3交点处。

操作：

按揉百会 受术者取舒适体位，身心放松，术者
以拇指按揉法，按揉百会穴。

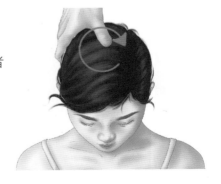

按揉涌泉　再以拇指按揉法，按揉涌泉穴。

> **频率：** 按揉法频率100~120次/分，每穴1～2分钟。

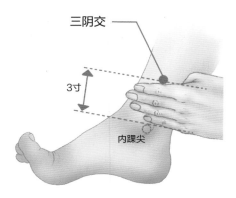

肾气不固　+按揉三阴交、太溪

原理：补肾固脱。
取穴：

三阴交

3寸

内踝尖

三阴交　定位：在小腿内侧，当足内踝尖上3寸（4横指），胫骨内侧缘后方。

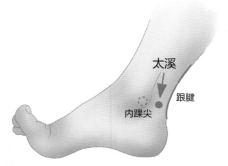

太溪

跟腱

内踝尖

太溪　定位：在足内侧，内踝后方，内踝尖与跟腱之间的凹陷处。

操作：

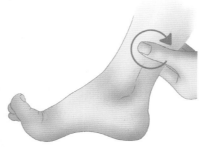

按揉三阴交 以拇指按揉三阴交，然后按揉另一侧下肢三阴交穴。

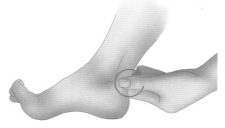

按揉太溪 以拇指按揉太溪，然后按揉另一侧下肢太溪穴。

➢ **频率：** 按揉法频率 100~120 次 / 分，每穴 1 ~ 2 分钟。

乳汁
分泌不足

【概述】乳汁分泌不足即产后少乳，是指在产后哺乳期内，产妇乳汁少或全无，不足以喂养婴儿。哺乳期乳汁不足可以分为生理性和病理性两种。哺乳中期月经复潮，或产妇不适当休息、不按时哺乳，乳汁相应减少者，多为生理现象。如产妇营养不足、体虚或情志抑郁而致乳汁减少，甚至乳汁全无，则为病理现象。

【辨证】

证型	辨证要点	治法
气血亏虚	产后乳汁较少或者全无，乳液清稀，乳房柔软无胀感，面色无华，神疲乏力，头晕眼花，失眠多梦，胃口不佳，舌淡，苔薄白，脉沉细	益气生血
肝气郁结	产后乳汁少，出乳不畅通，或乳汁全无，乳房胀硬疼痛，胸胁胀满，情志不遂，嗳气，善叹息，食欲缺乏，舌质红，苔薄黄，脉弦细	疏肝理气

【辨证取穴】

主穴	气血亏虚	肝气郁结
乳房	＋任脉（天突至神阙、神阙至气海）	＋期门、肝俞

【按摩】

主穴按摩　推揉乳房

原理： 行气通络。

取穴： 产妇乳房。

操作： 受术者取舒适体位，可自行按摩，用左手托住乳房，右手食指、中指、环指、小指从乳房外部顺着乳腺小叶的方向，逐步推揉至乳头，遇结节处加重揉法。

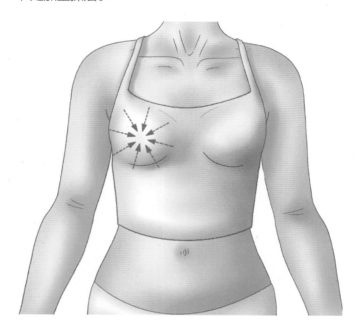

➢ **频率：** 动作轻柔和缓，每侧乳房操作 3~5 分钟。

气血亏虚　+推任脉
（推天突至神阙一线、神阙至气海一线）

原理： 调理任脉，益气生血。

取穴：

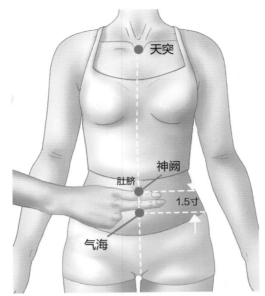

任脉 定位：任脉行于胸腹正中，取天突至气海之间一线。

天突 定位：当前正中线上，两锁骨中间，胸骨上窝中央。

神阙 定位：脐中央。

气海 定位：前正中线上，肚脐下1.5寸（约2横指）。

操作：受术者仰卧位，术者以拇指指腹接触穴位，以直推法，从天突推向神阙；再从神阙推向气海。

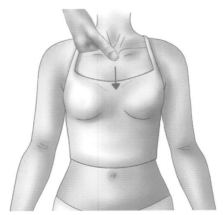

➢ **频率：** 以上拇指直推法重复操作 8~10 遍。动作和缓顺畅，中途不停顿。

肝气郁结 +指拨期门、肝俞

原理：疏肝理气。

取穴：

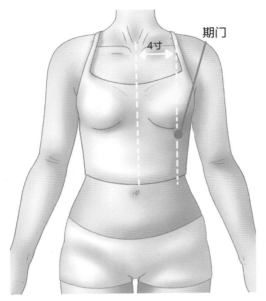

期门 定位：在胸部，当乳头直下，第6肋间隙，前正中线旁开4寸。
快速取穴：仰卧，自乳头垂直向下数 2 个肋间隙，按压有酸胀感处即是。

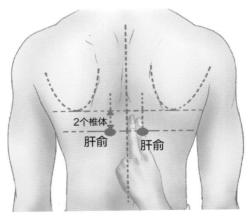

肝俞 定位：在背部，当第9胸椎棘突下，后正中线旁开1.5寸。
快速取穴：肩胛下角水平线与脊柱相交处（第 7 胸椎棘突），往下推 2 个椎体，
其下缘旁开 2 横指处。

操作： 术者以指拨法，先拨一侧期门穴，然后拨对侧。再指拨肝俞穴，然后拨对侧。

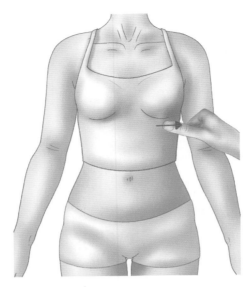

➢ **频率：** 指拨法每穴操作 15~20 次，左右穴交替进行。

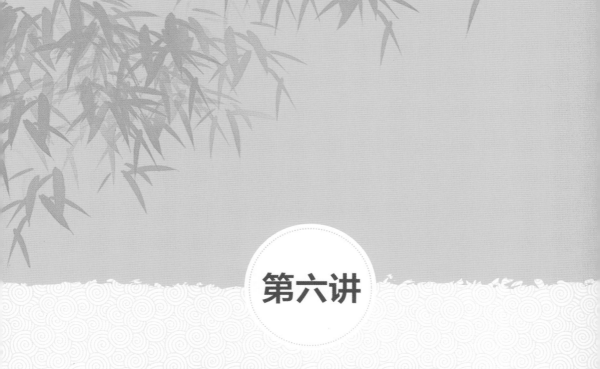

第六讲

五官科病症的推拿

近视

【概述】近视是屈光不正的一种状态。近视有可能是真性近视，也有可能是假性近视。如果眼球结构发生改变，比如眼轴增长、角膜曲率高，这种改变是不可逆转的，这是真性近视。对于真性近视，我们是必须要加以矫正和控制的。对于假性近视，虽然有近视的表现，但是它还没有发生眼部结构的改变，这种近视是可以治疗的。

【辨证】

证型	辨证要点	治法
气血不足	视远模糊，视觉疲劳，喜欢闭目，可见面色苍白，神疲乏力，舌质淡，苔薄白，脉细弱	益气血明目
肝肾亏虚	视远昏花，两目干涩，或有头晕耳鸣，腰酸腿软，睡眠差而多梦，舌质淡，苔薄白，脉沉细	养肝肾明目

【辨证取穴】

主穴	气血不足	肝肾亏虚
太阳、睛明、四白	+ 中脘、足三里	+ 肾俞、涌泉

【按摩】

主穴按摩　按揉太阳、睛明、四白

原理：疏通经络，解痉明目。

取穴：

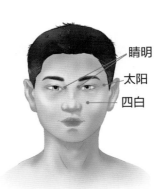

太阳 定位：在颞部，当眉梢与目外眦之间，向后约1横指凹陷处。

睛明 定位：在面部，目内眦稍上方凹陷处。

四白 定位：目正视，瞳孔直下，当颧骨上方凹陷中。

操作： 以拇指依次按揉太阳、睛明、四白。

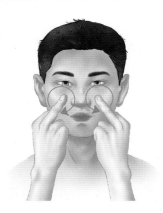

➤ **频率：** 按揉法频率 100~120 次 / 分，每穴 1 ～ 2 分钟。

气血不足　+拇指按揉中脘、足三里

原理： 益气血明目。
取穴：

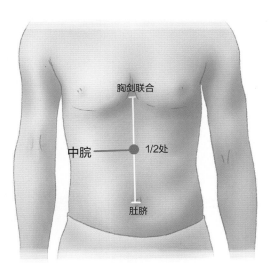

胸剑联合

中脘　1/2处

肚脐

中脘 定位：在上腹部，前正中线上，当脐中上4寸。
　　　快速取穴：在上腹部，胸剑联合与肚脐连线中点。

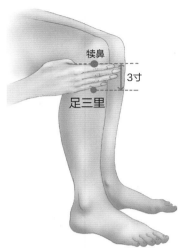

足三里 定位：小腿外侧，犊鼻下3寸（约4横指），距胫骨前缘1横指处。

快速取穴：站立弯腰，用同侧手虎口围住髌骨上外缘，其余 4 指向下，中指指尖处即为此穴。

操作：

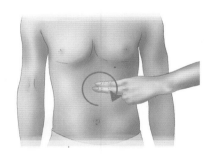

按揉中脘 受术者仰卧，术者以食、中指指腹按揉中脘穴。

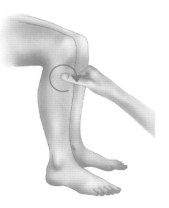

按揉足三里 再以拇指按揉法，按揉足三里。

➤ **频率：** 按揉法频率100~120 次 / 分，每穴位操作 2 分钟，足三里穴左右侧穴位交替进行。

肝肾亏虚　+拇指按揉肾俞、涌泉

原理：养肝肾明目。

取穴：

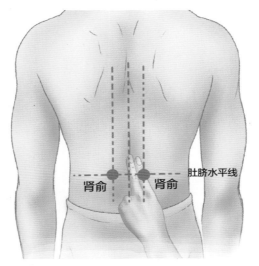

肾俞 定位：在腰部，在第2腰椎棘突下，后正中线旁开1.5寸。

　　　　快速取穴：肚脐水平线与脊柱相交处旁开2横指处。

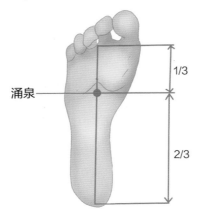

涌泉 定位：足底部，卷足时足前部凹陷处，约当足底第2、3趾缝纹头端与足跟连线的前1/3与后2/3交点处。

操作：

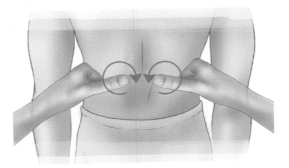

按揉肾俞　受术者俯卧位，术者以拇指按揉法，按揉肾俞。

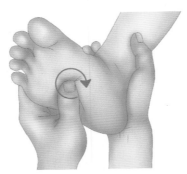

按揉涌泉　再以拇指按揉涌泉。

➢ **频率：**按揉法频率 100~120 次 / 分，每穴 2 分钟。

麻痹性斜视

【概述】麻痹性斜视是由支配眼球运动的神经核、神经以及眼外肌本身麻痹所致的斜视。麻痹性斜视可分为先天性与后天性两种。先天性麻痹性斜视多由先天性发育异常引起。后天性麻痹性斜视，主要见于相关组织炎症、血管性疾病、占位性疾病、外伤等。中医认为本病多因正气不足、脾失健运、肝肾阴亏、头面外伤、中风等致使脉络不通，气血运行不利所致。

【辨证】

证型	辨证要点	治法
风中经络	斜视起病突然，伴有发热、头痛、恶心、呕吐，舌苔白腻，脉浮	舒筋解痉，祛风通络
脾失健运	斜视起病缓慢，伴有头晕目眩、食少无食欲、泛吐痰涎，苔厚腻，脉弦滑	舒筋解痉，补脾益气

【辨证取穴】

主穴	风中经络	脾失健运
睛明、鱼腰、瞳子髎	＋风池、翳风	＋足三里

【按摩】

主穴按摩　中指揉睛明、鱼腰、瞳子髎

原理：舒筋通络解痉。

取穴：

睛明　定位：在面部，目内眦稍上方凹陷处。

鱼腰　定位：在额部，瞳孔直上，眉毛中。

瞳子髎　定位：位于面部，目外眦旁，当眶外侧缘处。

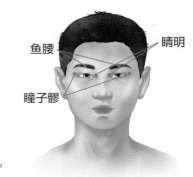

操作： 可自行按摩，以中指揉法依次揉睛明、鱼腰、瞳子髎穴。

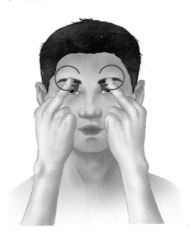

➤ **频率：** 揉法频率 100~120 次 / 分，每穴 1 ~ 2 分钟。

风中经络　+按揉风池、翳风

原理： 祛风通络。

取穴：

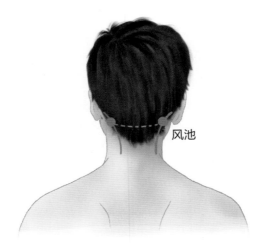

风池

风池　**定位：** 在头部，枕骨下斜方肌与胸锁乳突肌之间的凹陷中，平风府穴与耳
　　　　垂，按压有酸胀感。

　　　　快速取穴： 正坐，后头骨下两条大筋外缘凹陷中，与耳垂平齐处。

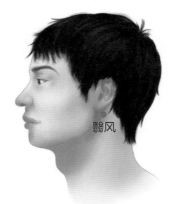

翳风 定位：在耳垂后，当乳突与下颌骨之间凹陷处。

快速取穴：将耳垂后压，其所覆盖范围中的凹陷处即是此穴。

操作：

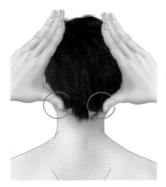

按揉风池 受术者端坐位，可自行按摩，以拇指按揉法，按揉风池穴。

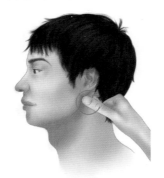

按揉翳风 再以拇指按揉法，按揉翳风穴。

➢ **频率**：按揉法频率 100~120 次／分，每穴按揉 2 分钟。

脾失健运 +按揉足三里

原理： 补脾益气。

取穴：

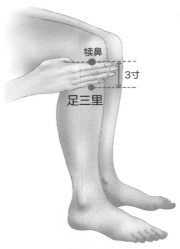

犊鼻

3寸

足三里

足三里 定位：小腿外侧，犊鼻下3寸（约4横指），距胫骨前缘1横指处。

快速取穴：站立弯腰，用同侧手虎口围住髌骨上外缘，其余4指向下，中指指尖处即为此穴。

操作： 术者以拇指按揉法，按揉足三里。

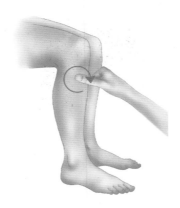

➤ **频率：** 按揉法频率100~120次/分，时间1～2分钟。两侧穴位交替进行。

眼睑下垂

【概述】眼睑下垂通常指上眼睑下垂，表现为上眼睑部分或完全不能抬起，致上眼睑下缘遮盖瞳仁过多，从而使病眼的眼裂显得较正常眼裂小。本病轻者上眼睑半掩瞳仁，重者遮盖整个黑睛，无力睁开。患者常耸眉，皱额，仰头，形成一种特殊昂视姿态。如自幼发生此症，长期遮住瞳孔，容易形成废用性弱视。眼睑下垂是许多疾病的早期症状，应尽早明确诊断，针对病因治疗。中医认为此病多因先天禀赋不足、中气不足，主肌无力而致。

【辨证取穴】

局部取穴	项背部取穴
睛明、鱼腰、瞳子髎	完骨、风池

【按摩】

步骤一　中指揉睛明、鱼腰、瞳子髎

原理：通经活络，调和气血。

取穴：

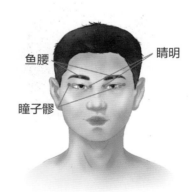

鱼腰　　　　　　睛明

瞳子髎

睛明　定位：在面部，目内眦稍上方凹陷处。

鱼腰　定位：在额部，瞳孔直上，眉毛中。

瞳子髎　定位：位于面部，目外眦旁，当眶外侧缘处。

操作： 受术者仰卧，术者以中指揉法，依次揉睛明、鱼腰、瞳子髎穴。

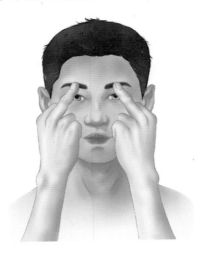

➤ **频率：** 揉法频率100~120次／分，每穴1～2分钟。

步骤二　拇指按揉完骨、风池

原理： 疏风通络。

取穴：

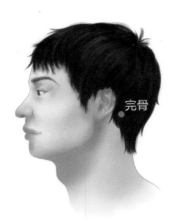

完骨

完骨　定位：在头部，当耳后乳突的后下方凹陷处。

快速取穴：耳后下方，可摸到一明显凸起，其后下方的凹陷处即为此穴。

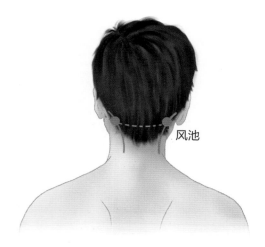

风池

风池　定位：在头部，枕骨下斜方肌与胸锁乳突肌之间的凹陷中，平风府穴与耳垂，按压有酸胀感。

　　　　快速取穴：正坐，后头骨下两条大筋外缘凹陷中，与耳垂平齐处。

操作：受术者端坐位，术者以拇指按揉法，依次按揉风池、完骨。

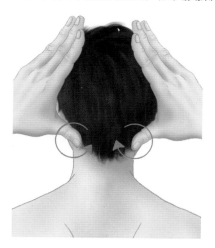

频率：按揉法频率100~120次/分，每穴1~2分钟。手法力度沉稳深透。

咽炎

【概述】咽炎是咽黏膜、黏膜下组织和淋巴组织的急性或慢性炎症，以慢性反复发作者多见。临床表现为咽部不适或异物感、恶心、吐痰等。预防咽喉炎，要少吃辛辣刺激的食物，同时必须戒烟戒酒。

【辨证取穴】

主取	次取
大椎、风门	曲池、合谷、少商

【按摩】

步骤一　指按、按揉大椎、风门

原理：疏风通络。

取穴：

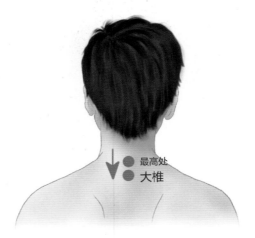

最高处
大椎

大椎 定位：脊柱区，第7颈椎棘突下凹陷中，后正中线上。

　　　快速取穴：低头时项背交界的最高处是第 7 颈椎棘突，其下方的凹陷即为大椎穴。

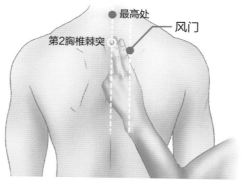

风门 定位：在背部，第2胸椎棘突下，后正中线旁开1.5寸。

快速取穴：低头时项背交界的最高处是第 7 颈椎棘突，向下数 2 个椎体，其下缘旁开 2 横指。

操作：

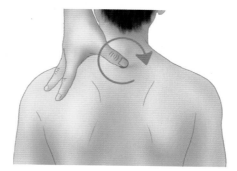

指按、按揉大椎 受术者俯卧位，术者以拇指按法，缓缓按压大椎，然后以拇指按揉。

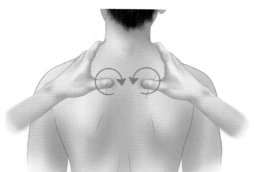

指按、按揉风门 再以拇指按法，缓缓按压风门，然后以拇指按揉。

➤ **频率：** 每穴按压 10~15 次。按揉法频率 100~120 次 / 分，每穴 1 ~ 2 分钟。

原理：祛风清热。

取穴：

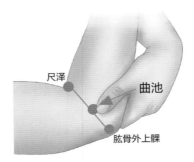

曲池　定位：在肘横纹外侧端，屈肘，当尺泽（见第27页）与肱骨外上髁连线
　　　　　中点。

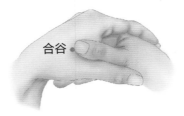

合谷　定位：在手背，第1、2掌骨间，当第2掌骨桡侧的中点处。
　　　　　快速取穴：以一手的拇指指间关节横纹，放在另一手拇、食指之间的指蹼缘
　　　　　　　　　　上，当拇指尖下即为此穴。

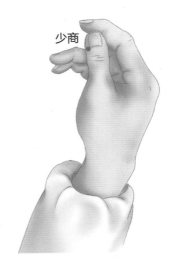

少商　定位：在手拇指末节桡侧，距指甲角0.1寸。

操作：

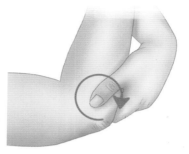

按揉曲池　以拇指按揉法，按揉曲池穴。

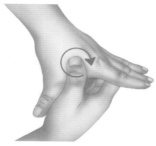

按揉合谷、少商　再以拇指按揉法，依次按揉合谷、少商。

➤ **频率：**按揉法频率 100~120 次 / 分，每穴操作 2 分钟。可以左右穴位交替
　　进行。

牙痛

【概述】牙痛是指因某种原因而引起的牙齿疼痛，是最常见的口腔疾病之一。很多牙病都能引起牙痛，常见的有龋齿、急性牙髓炎、慢性牙髓炎、牙周炎、牙龈炎等。此外，某些神经系统疾病、慢性疾病等也可引起牙痛。中医认为，该病可因风火邪毒侵犯，伤及牙体及牙龈所致；或因胃火素盛，又嗜食辛辣，引动胃火循经牙床，伤及齿龈，损及脉络而为病。

【辨证取穴】

主取	次取
合谷、下关、颊车	太溪、太冲

【按摩】

步骤一　指按合谷、下关、颊车

原理：清热止痛。

取穴：

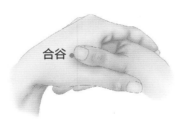

合谷　定位：在手背，第1、2掌骨间，当第2掌骨桡侧的中点处。
　　　快速取穴：以一手的拇指指间关节横纹，放在另一手拇、食指之间的指蹼缘上，当拇指尖下即为此穴。

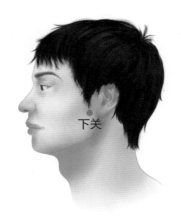

下关 定位：在面部耳前方，当颧弓与下颌切迹所形成的凹陷中。

快速取穴：位于耳前一横指，颧弓下陷处，张口时隆起处。

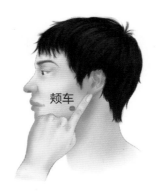

颊车 定位：在面部，咀嚼时咬肌隆起，按之凹陷处。

快速取穴：在面部，下颌角前上方 1 横指（中指）。

操作：

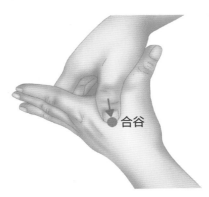

指按合谷 受术者端坐位，术者以拇指指端按压合谷穴。

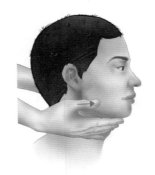

指按下关、颊车 再以拇指指端，依次按压下关、颊车穴。

▷ **频率：** 每穴按压 1 分钟。

步骤二 点按太溪、太冲

原理： 祛风散邪止痛。
取穴：

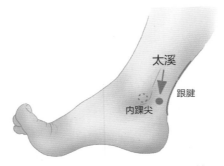

太溪
跟腱
内踝尖

太溪 定位：在足内侧，内踝后方，内踝尖与跟腱之间的凹陷处。

太冲 定位：位于足背侧，第1、2跖骨结合部之前凹陷处。
快速取穴：在足背，沿第1、第2趾间横纹向足背上
推，感到有一凹陷处即为太冲穴。

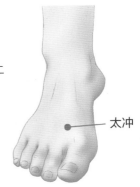

太冲

操作：

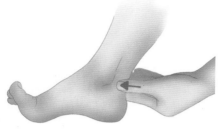

点按太溪　受术者坐椅子上，术者以拇指指端点按太溪穴。

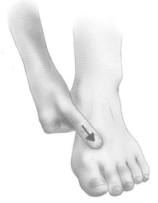

点按太冲　再以拇指指端点按太冲穴。

➢ **频率：**每穴点按 1 分钟，可双侧穴位交替进行。

扁桃体炎

【概述】扁桃体炎通常指颚扁桃体的化脓性炎症。根据病情长短可分为急性扁桃体炎、慢性扁桃体炎。主要症状是咽痛、发热及咽部不适感等。本病是一种常见病、多发病，发于春、秋两季者为多。治疗宜利咽消肿。

【辨证取穴】

主取	次取
曲池、合谷、少商	天突、鱼际

【按摩】

步骤一　按揉曲池、合谷、少商

原理：祛风清热利咽。

取穴：

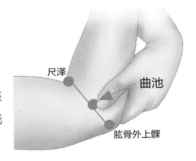

曲池　定位：在肘横纹外侧端，屈肘，当尺泽
（见第27页）与肱骨外上髁连线
中点。

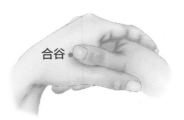

合谷　定位：在手背，第1、2掌骨间，当第2掌骨桡侧的中点处。
快速取穴：以一手的拇指指间关节横纹，放在另一手拇、食指之间的指蹼缘
上，当拇指尖下即为此穴。

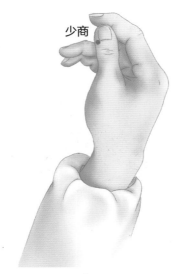

少商

少商 定位：在手拇指末节桡侧，距指甲角0.1寸。

操作：

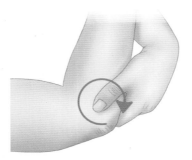

按揉曲池 以拇指按揉法按揉曲池穴，可自行操作。

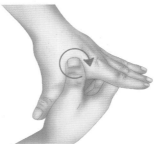

按揉合谷、少商 再以拇指按揉法，依次按揉合谷、少商穴。

➤ **频率：** 按揉法频率100~120次 / 分，每穴操作 2 分钟。可以左右穴位交替
进行。

原理： 利咽消肿。

取穴：

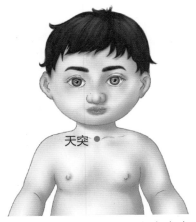

天突　定位：当前正中线上，两锁骨中间，胸骨上窝中央。

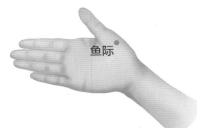

鱼际　定位：在第1掌指关节后凹陷处，约当第1掌骨中点桡侧，赤白肉际处。

　　操作： 受术者端坐位，术者以拇指揉法依次揉受术者天突、鱼际。

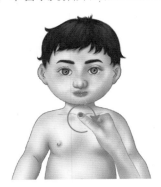

▷ **频率：** 拇指揉法频率 100~120 次 / 分，每穴操作 2 分钟。

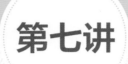

第七讲

小儿推拿

小儿推拿常用穴位

在推拿防治小儿疾病的过程中，一部分与成人推拿用穴名称、定位相同，另一部分则是小儿推拿中独到的特定穴位。这些穴位中，很多与十二经络中的穴位不同，并不呈点状，而是变为线状穴、面状穴。而其中又以上肢部、头面部特定穴为多。本节将在介绍小儿推拿常用穴位的基础上，重点阐述小儿常见病症的推拿治疗。

头面部常用穴位

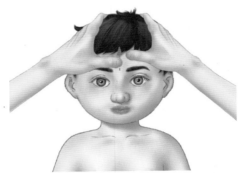

天门 定位：两眉中间至前发际成一直线。
操作：开天门。两拇指自下而上交替直推，称为开天门。30~50 次。

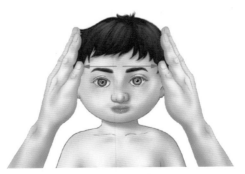

坎宫 定位：自眉头起，沿眉向眉梢成一横线。
操作：两拇指自眉心向眉梢作分推，称为推坎宫，又称推眉弓。30~50 次。

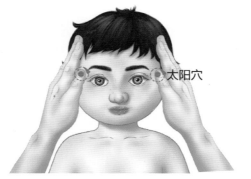

太阳穴

太阳 定位：在颞部，当眉梢与目外眦之间，向后约1横指凹陷处。

操作：常用食指或中指揉太阳穴100 ~ 200 次。

上肢部常用穴位

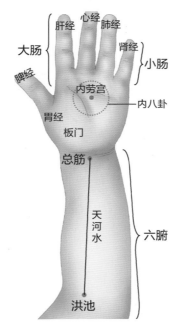

肺经 定位：无名指末节螺纹面。

操作：自指尖向无名指掌面末节指纹方向直推为补，称补肺经；自无名指掌面末节指纹向指尖方向直推为清，称清肺经。补肺经和清肺经统称推肺经。100 ~ 300 次。

肾经 定位：小指末节螺纹面。

操作：由指根向指尖方向直推小指末节螺纹面，或旋推小指末节螺纹面，为补肾经；由指尖向指根方向直推小指末节螺纹面，称清肾经。200~300次。

心经 定位：中指末节螺纹面。

操作：自指尖向中指掌面末节指纹方向直推为补，称补心经。自中指掌面末节指纹向指尖方向直推为清，称清心经。补心经和清心经统称推心经。100～300次。

脾经 定位：拇指桡侧缘，自指尖直至指根赤白肉际处。

操作：将患儿拇指屈曲，循拇指桡侧缘，自指尖向指根方向直推为补，称补脾经；由指根向指尖方向直推为清，称清脾经。补脾经、清脾经，统称推脾经。100～300次。临床多用补脾经的操作方法。

胃经 定位：大鱼际桡侧赤白肉际由掌根至拇指根成一直线。

操作：自拇指根向掌根方向直推为补，称补胃经；反之为清，称清胃经。补胃经和清胃经统称推胃经。100～300次。

大肠 定位：食指桡侧缘，自食指尖至虎口成一直线。

操作：从食指尖直推向虎口为补大肠；反之为清大肠。补大肠、清大肠统称推大肠。100～300次。

小肠 定位：小指尺侧缘，自指尖到指根成一直线。

操作：自指尖直推向指根为补小肠；反之为清小肠。补小肠和清小肠统称推小肠。100～300次。

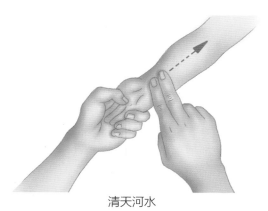

清天河水

天河水 定位：前臂正中，总筋至洪池［曲泽，定位：正当肘内，位于肘窝屈曲处，肱二头肌腱的尺侧（小指侧）缘凹陷中］成一直线。

操作：用食、中二指指腹，自腕推向肘，称清天河水。100～300次。

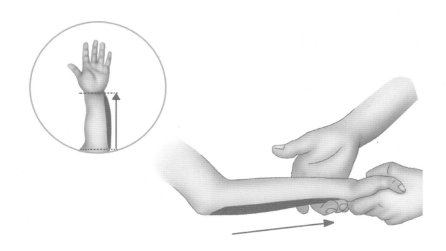

六腑 定位：前臂尺侧，肘至阴池成一直线。

操作：术者一手握住患儿手腕，用另一手拇指或食指、中指指面自小儿肘部推向手腕，称为退六腑。100～300次。

内劳宫 定位：位于掌心中，屈指时中指端、无名指端之间中点。

操作：中指端揉，称揉内劳宫。100~300次。

内八卦 定位：手掌面，以掌心为圆心，从圆心至中指根横纹的约2/3处为半径，所作圆周。

操作：一手持患儿四指，以另一手拇指螺纹面用运法在内八卦做顺时针或逆时针环形移动，称为运法。100~300次。

板门 定位：手掌大鱼际平面。

操作：以拇指指端揉，称揉板门。100～300次。

外劳宫 定位：在掌背中，与内劳宫相对处。

操作：术者一手握小儿手，使其掌心向下，用另一手拇指或中指指腹揉之，称为揉外劳宫，揉100~300次；用拇指指甲掐之，称为掐外劳宫，掐3~5次。

总筋 定位：掌后腕横纹中点。

操作：按揉本穴称揉总筋；用拇指甲掐称掐总筋。揉100～300次；掐3～5次。

脊背部常用穴位

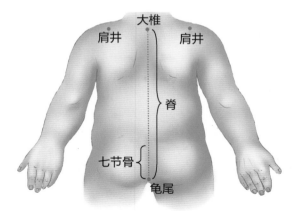

脊柱（脊） 定位：后正中线上，自第1胸椎至尾椎端（长强）成一直线。

操作：用食、中二指指腹自上而下直推，称推脊；用捏法自下而上捏称为捏脊。一般捏3～5遍，每捏三下再将背脊皮提一下，称为捏三提一法。推100～300次，捏3～5次。

龟尾（长强） 定位：尾椎骨端。

操作：以拇指端或中指端揉，称揉龟尾。100～300次。

七节骨 定位：第4腰椎至尾椎骨端（长强），成一直线。

操作：用拇指桡侧面或食、中二指指腹自下向上或自上向下直推，分别称为推上七节骨和推下七节骨。100～300次。

胸腹部常用穴位

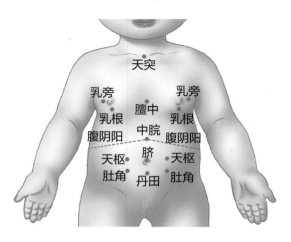

腹 定位：腹部。

操作：沿肋弓角边缘或自中脘至脐，向两旁分推，称分推腹阴阳；以掌或四指摩称摩腹。分推腹阴阳100～200次；摩腹2～3分钟。

中脘 定位：在上腹部，前正中线上，当脐中上4寸。

快速取穴：在上腹部，胸剑联合与肚脐连线中点。

操作：常用拇指揉或中指揉法。100~300次。

肚角 定位：自脐下2寸旁开2寸之大筋。

操作：用拇、食、中三指作拿法，称拿肚角；或用中指端按，称按肚角。
3～5次。

脐 定位：即人体脐部，或称神阙穴。

操作：常用掌根或四指揉法。100～200次。

感　冒

【概述】感冒是小儿时期常见的外感性疾病之一，主要是以发热、恶寒、流涕、咳嗽、打喷嚏、头痛为主要症状。感冒可分为两种：普通感冒，为感受风邪所致，如风寒感冒、风热感冒；时行感冒（流行性感冒），为感受时邪病毒所致。任何年龄小儿都可以发病，其中以婴幼儿为多见。这与小儿肺脏娇嫩、脾常不足、神气怯弱的生理特点有关。

【辨证】

证型	辨证要点	治法
风寒感冒	发热，恶寒，无汗，头痛，鼻流清涕，打喷嚏，咽喉红肿。舌苔红，苔薄白，指纹浮红，脉浮紧	祛风散寒
风热感冒	发热重，恶风，有汗出或少汗，头痛，鼻塞流黄涕，打喷嚏，咽喉红肿，咳嗽，痰稠色白或黄。舌质红，苔薄黄，指纹浮紫，脉浮数	祛风清热

【辨证取穴】

主穴	风寒感冒	风热感冒
脊、膀胱经、太阳	＋风池、大杼	＋曲池、天河水

【按摩】

主穴按摩　捏脊，擦膀胱经，指揉太阳

原理：表散外邪，疏经通络。

取穴：

脊　大椎至长强成一直线。

膀胱经　取足太阳膀胱经行于胸腰段脊柱两旁之一段。

太阳　在颞部，当眉梢与目外眦之间，向后约1横指凹陷处。

操作：

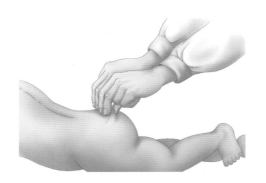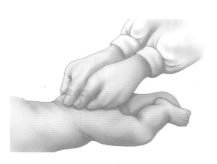

捏脊　患儿俯卧。主要有两种操作方式：用拇指桡侧缘顶住皮肤，食指、中指前按，三指同时用力提拿皮肤，双手交替捻动向前；或食指屈曲，用食指中节桡侧顶住皮肤，拇指前按，两手同时用力提拿皮肤，双手交替捻动向前。

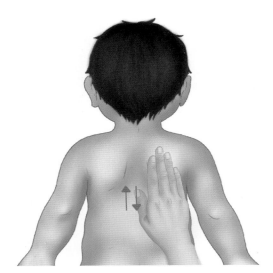

擦膀胱经　患儿俯卧，术者以右手手掌在脊柱两侧的膀胱经行掌擦法，来回擦。注意手法力度不宜过重。

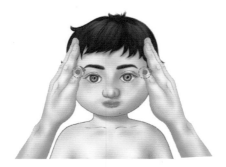

揉太阳　患儿仰卧，术者以拇指揉法，揉两侧太阳穴。

> **频率：** 捏脊法3~5遍；擦膀胱经两侧各8遍；揉法操作频率120~150次/分，时间1～2分钟。

风寒感冒　+拇指按揉风池、大杼

原理：祛风散寒。

取穴：

风池　定位：在头部，枕骨下斜方肌与胸锁乳突肌之间的凹陷中，平风府穴与耳垂，按压有酸胀感（见第23页）。

快速取穴：正坐，后头骨下两条大筋外缘凹陷中，与耳垂平齐处。

大杼　定位：位于背部，当第1胸椎棘突下，后正中线旁开1.5寸（见第29页）。

快速取穴：低头时项背交界的最高处是第7颈椎棘突，向下数1个椎体，其下缘旁开2横指（为同身寸，即小儿的2横指宽度）。

操作：患儿端坐位或俯卧位，术者以拇指按揉法，在双侧风池穴同时按揉；然后以同样手法在双侧大杼穴同时操作。

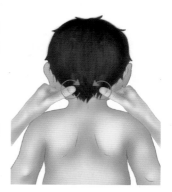

> **频率：** 按揉法频率120~150次/分，每穴1～2分钟。

风热感冒 +按揉曲池，清天河水

原理：祛风清热。

取穴：

曲池 定位：在肘横纹外侧端，屈肘，当尺泽与肱骨外上髁连线中点（见第27页）。

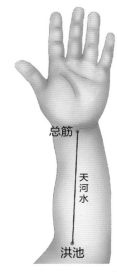

天河水 定位：前臂正中，总筋至洪池（曲泽，第198页）成一直线。

操作：

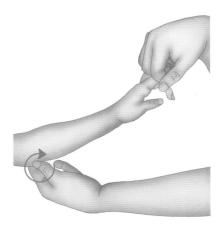

按揉曲池 术者以拇指按揉法，按揉患儿曲池。

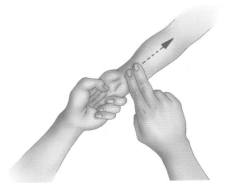

清天河水 再用食、中二指指腹，自患儿腕推向肘，即为清天河水。

➢ **频率：** 按揉法频率 120~150 次 / 分，每穴 1 ~ 2 分钟；清天河水 100~300
   次 / 分，60 ~ 90 秒。

发 热

【概述】发热是指体温超过正常范围高限，是小儿十分常见的一种症状。正常小儿腋表体温为 36 ~ 37℃（肛表测得的体温比口表高约 0.3℃，口表测得的体温比腋表高约 0.4℃），腋表如超过 37.4℃可认为是发热。在多数情况下，发热是身体对抗入侵病原的一种保护性反应，是人体正在发动免疫系统抵抗感染的一个过程。本病任何年龄均可发生，无季节性。冬春季节易感风寒，夏秋季节易感暑热，两者均为外感发热；肺胃实热多由外感误治或乳食内伤所致；阴虚内热则多与先天不足有关。

【辨证】

证型	辨证要点	治法
外感发热	偏风寒者可见发热，恶风寒，头痛，无汗，鼻塞流涕，舌质淡红，苔薄白，脉浮紧，指纹血红；偏于风热者可见发热，微汗出，口干，鼻流黄涕，苔薄黄，脉浮数，指纹红紫	解表清热
阴虚发热	午后发热，手足心热，形瘦，食欲缺乏，舌红苔剥，指纹淡紫，脉细数无力	滋阴清热
肺胃实热	高热，面红，气促，不思饮食，便秘，烦躁，口渴多饮，舌红苔燥，指纹深紫，脉数有力	通腑泻热

【辨证取穴】

主穴	外感发热	阴虚发热	肺胃实热
天门、坎宫、太阳	＋天河水、肺经	＋内劳宫、涌泉	＋胃经、大肠

【按摩】

主穴按摩　开天门，推坎宫，揉太阳

原理：疏经通络。
取穴：

天门　两眉中间至前发际成一直线。

坎宫　自眉头起，沿眉向眉梢成一横线。

太阳　在颞部，当眉梢与目外眦之间，向后约1横指凹陷处。

操作：

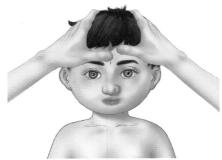

开天门　两拇指自下而上，于患儿"天门"处交替直推。

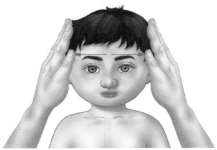

推坎宫　两拇指自患儿眉心向眉梢分推。

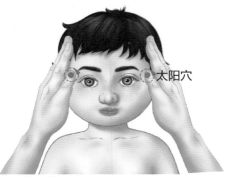

太阳穴

揉太阳　术者以拇指揉法，揉患儿两侧太阳穴。

➢ **频率：** 开天门 30~50 次，推坎宫 30~50 次，揉太阳 120~150 次 / 分（1~2
　　分钟）。

外感发热 +清天河水、清肺经

原理： 解表清热。

取穴：

天河水　前臂正中，总筋至洪池（曲泽，见第198页）成一直线。

肺经　无名指末节螺纹面。

操作：

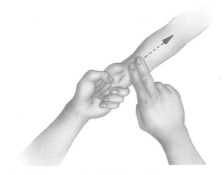

清天河水　用食、中二指指腹，自患儿腕推向肘。

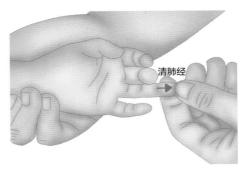

清肺经

清肺经　自无名指掌面末节指纹向指尖方向直推。

> **频率：** 清肺经100~300次 / 分，清天河水100~300次 / 分，时间各 60 ~ 90 秒。

阴虚发热 +揉内劳宫、擦涌泉

原理： 滋阴清热。

取穴：

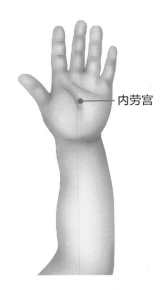

内劳宫

内劳宫 位于掌心中，屈指时中指指端、无名指指端之间中点。

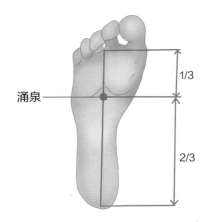

涌泉   1/3   2/3

涌泉 足底部，卷足时足前部凹陷处，约当足底第2、3趾缝纹头端与足跟连线的前1/3与后2/3交点处。

操作：

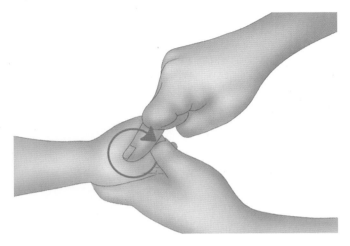

揉内劳宫　中指指端揉内劳宫。

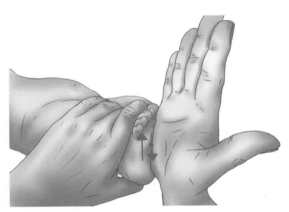

擦涌泉　以小鱼际部来回擦患儿涌泉穴。

➤ **频率：** 中指揉 100~300 次 / 分（1~2 分钟）；擦涌泉 100~120 次 / 分，以透热为度。

肺胃实热　+清胃经、清大肠

原理：通腑泻热。

取穴：

胃经　大鱼际桡侧赤白肉际由掌根至拇指根成一直线。

大肠　食指桡侧缘，自食指尖至虎口成一直线。

操作：

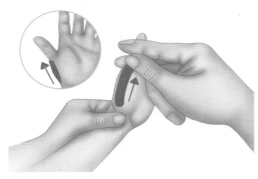

清胃经　自掌根向拇指根方向直推。

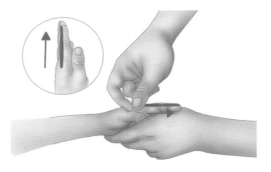

清大肠　从虎口直推向食指尖。

➢ **频率：**清胃经 100 ～ 300 次，清大肠 100 ～ 300 次。

咳　嗽

【概述】咳嗽是小儿肺部疾病的一种常见症状，是呼吸道的一种保护性反射动作。儿童的呼吸道对各种刺激都非常敏感，呼吸道分泌物、异物、有刺激性的气体和气味等都容易引起咳嗽。另外，咳嗽可见于多种呼吸道和肺脏疾病中，如感冒、肺炎均可引起。本病一年四季都可发生，尤以冬春季节为多。

【辨证】

证型	辨证要点	治法
外感咳嗽	咳嗽，鼻塞，流鼻涕，恶寒，头痛身疼，脉浮	疏表散邪
内伤咳嗽	干咳少痰，久咳不止，伴手足心热，午后潮热，口渴咽干，食欲缺乏，形体消瘦，倦怠乏力，舌红苔少乏津，脉细数，指纹紫滞	扶正祛邪

【辨证取穴】

主穴	外感咳嗽	内伤咳嗽
肺经、肺俞	＋坎宫、太阳	＋膻中、腹

【按摩】

主穴按摩　补肺经，揉肺俞

原理：宣肺止咳。

取穴：

肺经　无名指末节螺纹面。

肺俞　在背部，第3胸椎棘突下，后正中线旁开1.5寸（见第26页）。
　　　　快速取穴：低头时项背交界的最高处是第7颈椎棘突，向下数3个椎体，其下缘旁开2横指（为小儿同身寸，即小儿2横指的宽度）。

操作：

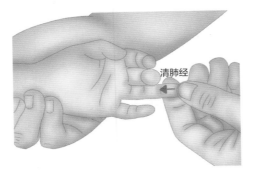

清肺经

补肺经　以拇指指腹自患儿指尖向无名指掌面末节指纹方向直推。

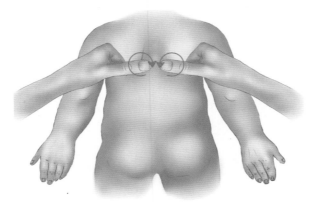

揉肺俞　以拇指指端揉患儿肺俞。

➤ **频率：** 补肺经 100 ～ 300 次。揉肺俞 100~120 次 / 分，共 4~5 分钟。

外感咳嗽　+推坎宫，揉太阳

原理：疏表散邪。

取穴：

坎宫　自眉头起，沿眉向眉梢成一横线。

太阳　在颞部，当眉梢与目外眦之间，向后约1横指凹陷处。

操作：

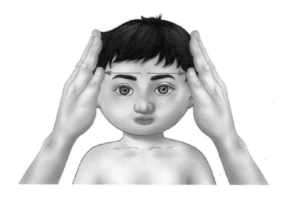

推坎宫 以双手拇指指腹从眉心向眉梢分推坎宫。

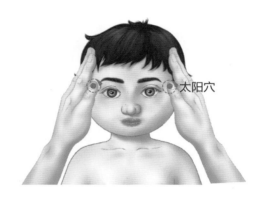

太阳穴

揉太阳 以拇指揉法，揉患儿两侧太阳穴。

➤ **频率：**推坎宫 30~50 次，揉太阳 120~150 次 / 分（1~2 分钟）。

内伤咳嗽 +擦膻中、摩腹

原理：扶正祛邪。
取穴：

膻中 在胸部，前正中线上，两乳头连线与前正中线的交点处。

腹 人体腹部。

操作：

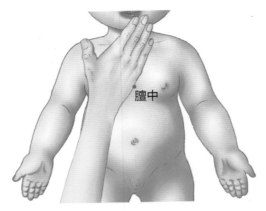

擦膻中 以小鱼际来回擦膻中。

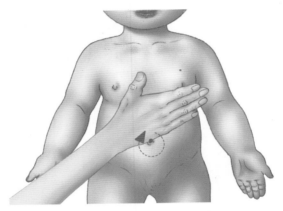

摩腹 以掌摩法摩腹。

➤ **频率：** 擦法频率 80~100 次 / 分（1~2 分钟）；摩腹法顺时针操作 3~4 分钟。

呕　吐

【概述】呕吐是常见的消化系统症状，有病理性原因，也有生理性原因。生理性原因，主要是由于 3 个月以内的宝宝，胃呈水平胃，像倒过来的漏斗，所以很容易引起呕吐、吐奶现象。另外，小儿胃脏娇嫩，贲门松弛，喂养不当或进食过多，出现乳后有少量的乳汁倒流入口腔，从口角流出，此为溢乳，不属病态。对于多种原因引起的病理性呕吐，必须认真分析，找出病因，及时处理。中医认为，胃为水谷之海，以降为和，小儿脾胃虚弱，因外感六淫或饮食过多侵及胃腑，运化失司，胃失和降，气逆于上，也可导致呕吐。

【辨证】

证型	辨证要点	治法
寒吐	饮食稍多即呕吐，时作时止，呕吐物中含未消化的食物，面色苍白，四肢发凉，腰痛喜暖，大便溏薄，舌淡苔薄白，指纹色红	温阳散寒止呕
伤食吐	呕吐酸馊频繁，口气臭秽，胸闷厌食，肚腹胀痛，大便酸臭，或溏或秘，苔厚腻，脉滑实	消食导滞，和中降逆

【辨证取穴】

主穴	寒吐	伤食吐
腹	＋板门、内八卦	＋中脘、大肠

【按摩】

主穴按摩　摩腹、揉腹

原理：健运脾胃。
取穴：人体腹部。

操作: 术者以掌摩法摩腹,再以掌揉法,沿顺时针方向绕脐与腹之四周揉腹。

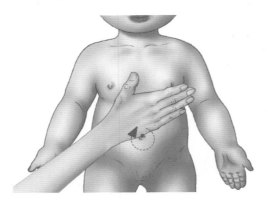

➢ **频率:** 摩法操作 3~5 分钟;掌揉法操作 2~4 分钟。

寒吐 +揉板门、运内八卦

原理: 温阳散寒止呕

取穴:

板门 手掌大鱼际平面。

内八卦 手掌面,以掌心为圆心,从圆心至中指根横纹的约2/3处为半径,所作圆周。

操作:

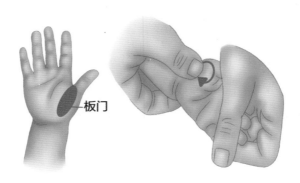

板门

揉板门 以拇指指端揉板门。

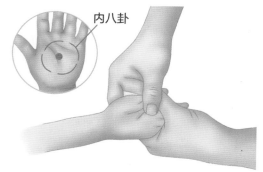

内八卦

运内八卦　以拇指指腹运内八卦，顺时针或逆时针环形移动。

➤ **频率：**揉板门、运内八卦各 100 ～ 300 次。

伤食吐　+揉中脘、清大肠

原理：消食导滞，和中降逆。

取穴：

中脘　定位：在上腹部，前正中线上，当脐中上4寸（第226页）。
　　　　快速取穴：在上腹部，胸剑联合与肚脐连线中点。

大肠　食指桡侧缘，自食指尖至虎口成一直线。

操作：

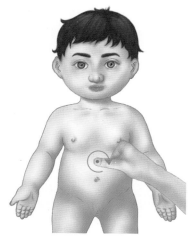

揉中脘　患儿仰卧，术者以拇指揉法，揉中脘。

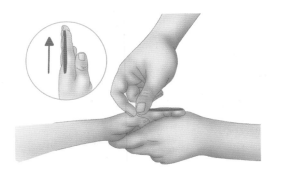

清大肠　以拇指桡侧缘从患儿虎口直推向食指尖。

➢ **频率：**揉中脘频率 120~150 次 / 分，共揉 4 分钟。清大肠 100 ~ 300 次。

腹 痛

【概述】腹痛为小儿常见症状，可见于任何年龄与季节，婴幼儿不能言语，多表现为无故啼哭。小儿腹痛的原因十分复杂，需明确诊断后治疗。可用推拿等方式缓解腹痛，本节介绍的方法只适用于腹中寒冷、乳食积滞所引起的腹部疼痛。

【辨证】

证型	辨证要点	治法
寒痛	腹痛急暴，哭闹不安，常在受凉或饮食生冷后发生，痛处喜暖，得温则缓解、遇寒加剧，面色青白，或见大便清稀，舌淡苔白滑，指纹色红	温阳散寒止痛
伤食痛	腹部胀满疼痛拒按，厌食，嗳腐吞酸，腹泻或便秘，苔厚腻，脉滑	健运消食止痛

【辨证取穴】

主穴	寒痛	伤食痛
腹	+脾经、外劳宫、肚角	+大肠、内八卦

【按摩】

主穴按摩　摩腹、揉腹

原理：健运脾胃。

取穴：人体腹部。

操作：术者以掌摩法摩腹，再以掌揉法，沿顺时针方向绕脐与腹之四周揉腹。

➢ **频率**：摩法操作3~5分钟；掌揉法操作2~4分钟。

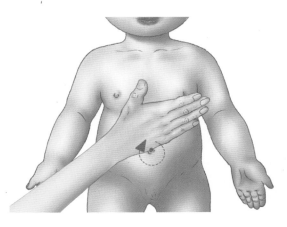

原理：温阳散寒止痛。

取穴：

脾经　拇指桡侧缘，自指尖直至指根赤白肉际处。

外劳宫　在掌背中，与内劳宫（见第199页）相对处。

肚角　自脐下2寸再旁开2寸之大筋。

操作：

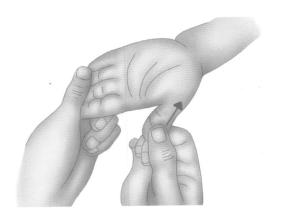

补脾经　循患儿拇指桡侧缘，自指尖向指根方向直推。

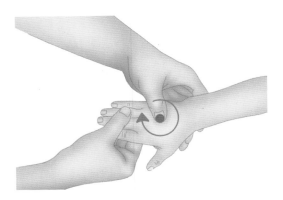

揉外劳宫　以拇指揉法揉外劳宫，也可结合掐外劳宫。

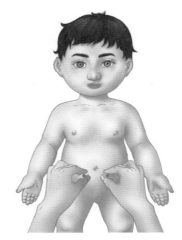

拿肚角 以三指拿法，拿肚角。

➤ **频率：** 补脾经 100~300 次；揉外劳宫 100~300 次；拿肚角 3~5 次。

伤食痛 +清大肠、运内八卦

原理：运脾消食止痛。
取穴：

大肠 食指桡侧缘，自食指尖至虎口成一直线。

内八卦 手掌面，以掌心为圆心，从圆心至中指根横纹的约2/3处为半径，所作圆周。

操作：

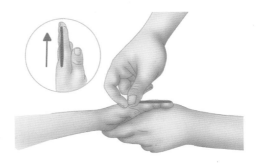

清大肠 以拇指指端自患儿虎口直推向指尖。

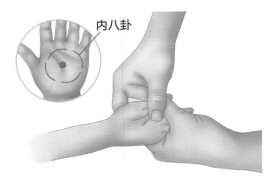

内八卦

运内八卦 以拇指螺纹面用运法，在内八卦作顺时针或逆时针环形移动。

➢ **频率：** 清大肠、运内八卦各100~300次。

腹 泻

【概述】小儿腹泻临床上很常见，是由多种原因引起的以腹泻为主要症状的一种疾病。小儿腹泻的主要特点是大便次数增多变稀，同时还有腹痛、呕吐、发热等症状。本病一年四季均可发生，尤以夏、秋两季发病为多。发生年龄以婴幼儿为主，以6个月～2岁以下的小儿发病率高，饮食不当、感受外邪、脾胃虚弱等都可以引起小儿腹泻。

【辨证】

证型	辨证要点	治法
伤食泻	腹痛肠鸣，腹泻腹胀，大便量多而味酸臭，腹泻前哭闹，泻后痛减稍安。伴有口臭，食欲差，呕吐酸馊，舌苔厚，脉滑	健胃消食
脾虚泻	久泻不愈，或经常反复发作，或每于食后即泻。便稀、色淡不臭、夹杂不消化的食物残渣，面色萎黄，食欲差，乏力，形体消瘦，舌淡苔白，指纹淡红，脉虚弱	运脾止泻

【辨证取穴】

主穴	伤食泻	脾虚泻
腹	+ 中脘、大肠、天枢	+ 龟尾、七节骨

【按摩】

主穴按摩　摩腹

原理：健运脾胃。

取穴：人体腹部。

操作：患儿仰卧，术者以掌摩法摩腹，再以掌揉法，沿顺时针方向绕脐与腹之四周揉腹。

➤ 频率：摩法操作3~5分钟；掌揉法操作2~4分钟。

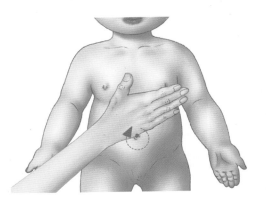

原理：健脾消食。

取穴：

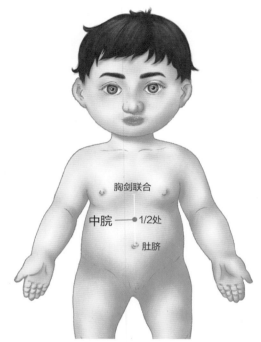

胸剑联合

中脘 —— ● 1/2处

肚脐

中脘　定位：在上腹部，前正中线上，当脐中上4寸。

　　　　快速取穴：在上腹部，胸剑联合与肚脐连线中点。

天枢　位于腹部，横平脐中，前正中线旁开2寸（3横指，为小儿同身寸，即小儿3
　　　　横指的宽度）（见第53页）。

大肠　食指桡侧缘，自食指尖至虎口成一直线。

操作：

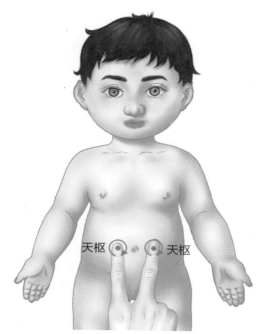

揉中脘、天枢 患儿仰卧，腹部放松，术者用指揉法，依次揉其中脘、天枢。

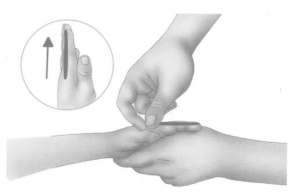

清大肠 自患儿虎口直推向食指尖。

➤ **频率：** 揉法频率 120~150 次 / 分（60 ~ 90 秒），清大肠 100~300 次。

脾虚泻 +揉龟尾、推上七节骨

原理：运脾升清止泻。

取穴：

龟尾　尾椎骨端。

七节骨　第4腰椎至尾椎骨端/（长强），成一直线。

操作：

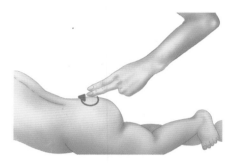

揉龟尾　以指端揉龟尾。

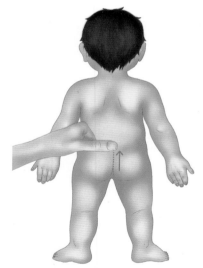

推上七节骨　用拇指桡侧面，自下向上直推七节骨。

➤ **频率：** 揉龟尾 100 ~ 300 次，推上七节骨 100 ~ 300 次。

消化不良

【概述】小儿消化不良是一组以反复发作的餐后饱胀、早饱、厌食、嗳气、恶心、呕吐、上腹痛、上腹烧灼感或反酸为主要表现，而经各项检查排除了器质性、系统性或代谢性疾病的常见临床症候群。

【辨证取穴】

主穴	配穴1	配穴2
腹	肚角、天枢	板门、脾经

【按摩】

步骤一　摩腹

原理：健运脾胃。

取穴：人体腹部。

操作：患儿仰卧，术者以掌摩法摩腹，再以掌揉法，沿顺时针方向绕脐与腹之四周揉腹。

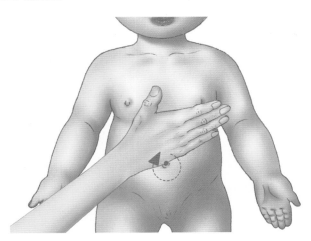

> 频率：摩法操作 3~5 分钟；掌揉法操作 2~4 分钟。

原理：健运脾胃。

取穴：

天枢　位于腹部，横平脐中，前正中线旁开2寸（3横指，为小儿同身寸，即小儿3横指的宽度）（见第53页）。

肚角　自脐下2寸旁开2寸之大筋。

操作：

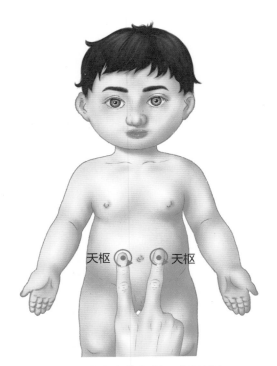

揉天枢　患儿仰卧，腹部放松，术者以指揉法，揉天枢。

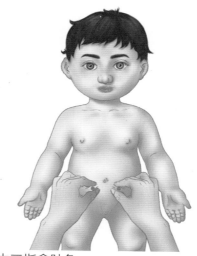

拿肚角 再以拇、食、中三指拿肚角。

➤ **频率：** 中指揉双侧天枢共 4 分钟，拿肚角 5~8 次。

步骤三　揉板门，补脾经

原理：健运脾胃。
取穴：

板门 手掌大鱼际平面。

脾经 拇指桡侧缘，自指尖直至指根赤白肉际处。

操作：

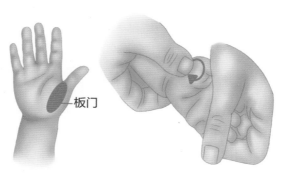

板门

揉板门 以拇指指端揉板门。

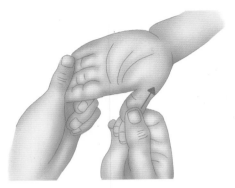

补脾经 循患儿拇指桡侧缘，自指尖向指根方向直推。

➢ **频率：** 揉板门、补脾经各 100 ~ 300 次。

夜啼症

【概述】婴儿白天能安静入睡，入夜则啼哭不安，时哭时止，或每夜定时啼哭，甚则通宵达旦，称为夜啼。多见于新生儿及 6 个月内的小婴儿。新生儿及婴儿常以啼哭表达要求或痛苦，饥饿、惊恐、尿布潮湿、衣被过冷或过热等均可引起啼哭。此时若喂以乳食、安抚亲昵、更换潮湿尿布、调整衣被厚薄后，啼哭可很快停止，不属病态。小儿夜啼多以脾寒、心热、惊恐、食积等为发病原因。

【辨证】

证型	辨证要点	治法
心经积热	睡觉时喜欢仰卧，见灯火则啼哭尤甚；烦躁不安，小便短赤，或大便秘结，面赤唇红，舌尖红，苔薄白，脉数有力，指纹青紫	清心安神
乳食积滞	夜间阵发哭闹，脘腹胀满，呕吐乳块，大便酸臭，舌苔厚，指纹紫	消食导滞

【辨证取穴】

主穴	心经积热	乳食积滞
心经、总筋	+ 小肠、天河水	+ 腹、大肠

【按摩】

主穴按摩　清心经，掐、揉总筋

原理：清心凝神。

取穴：

心经　中指末节螺纹面。

总筋　掌后腕横纹中点。

操作：

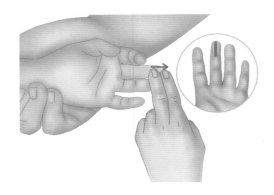

清心经　自中指掌面末节指纹向指尖方向直推。

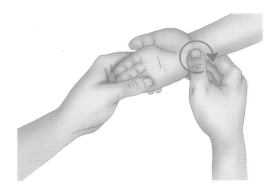

掐总筋　以指掐法，掐总筋。再以拇指揉法，揉总筋。

➢ **频率：**清心经、揉总筋各 100 ～ 300 次，掐总筋 3~5 次。

心经积热　+清小肠，清天河水

原理：清心安神。

取穴：

小肠　小指尺侧缘，自指尖到指根成一直线。

天河水　前臂正中，总筋至洪池（曲泽，见第198页）成一直线。

操作：

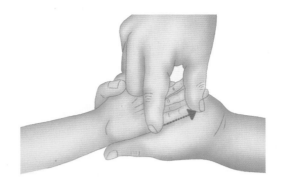

清小肠 自小指指根直推向指尖。

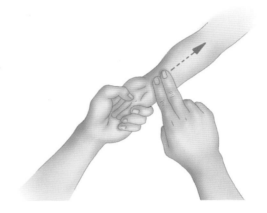

清天河水 用食、中二指指腹，自腕推向肘。

➢ **频率：** 清小肠、清天河水各 100~300 次。

乳食积滞 +摩腹，清大肠

原理：消食导滞。

取穴：

腹 人体腹部。

大肠 食指桡侧缘，自食指尖至虎口成一直线。

操作：

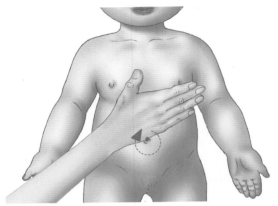

摩腹 患儿仰卧，术者以掌摩法摩腹，再以掌揉法，沿顺时针方向绕脐与腹之四周揉腹。

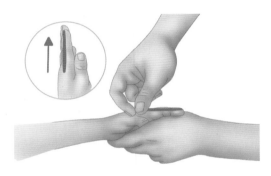

清大肠 从虎口直推向食指尖。

➢ **频率：** 摩法操作 3~5 分钟；清大肠操作 100~300 次。

遗 尿

【概述】儿童遗尿症俗称"尿床"，是指3岁后经常不能控制排尿或5岁后在睡眠中仍时有不自觉的排尿情况。主要与中枢神经系统发育不成熟、生理节律、膀胱功能紊乱以及遗传等多种因素有关。遗尿症状可随着患儿年龄的增长而逐渐消失，但也有部分患儿症状会持续到成年。小儿遗尿若长期不愈，会有损其身心健康，影响智力及体格发育。

【辨证取穴】

主穴	次穴
气海、关元、肾俞	肾经、外劳宫

【按摩】

步骤一 揉气海、关元、肾俞

原理：培补元气。

取穴：

气海 前正中线上，肚脐下1.5寸（约2横指，为小儿同身寸，即小儿2横指的宽度）（见第49页）。

关元 前正中线上，肚脐下3寸（约4横指，即气海穴再向下2横指处，为小儿同身寸，即小儿2横指的宽度）（见第49页）。

肾俞 定位：俯卧位，在第2腰椎棘突下，后正中线旁开1.5寸（见第87页）。
快速取穴：肚脐水平线与脊柱相交处旁开2横指（为小儿同身寸，即小儿2横指的宽度）处。

操作：

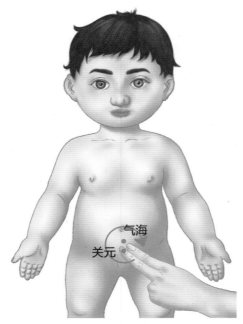

揉气海、关元　患儿仰卧，术者以食、中两指指腹依次揉气海、关元穴。

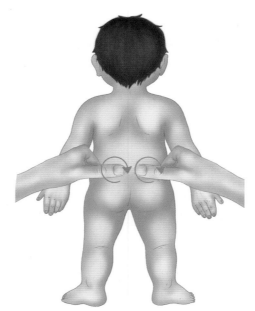

揉肾俞　患儿俯卧，术者以拇指按揉法，双手同时按揉双侧肾俞穴。

➤ **频率：**揉法频率 120~150 次 / 分，每穴 2 分钟。

步骤二 补肾经，揉外劳宫

原理：固肾涩遗。

取穴：

肾经 小指末节螺纹面。

外劳宫 在掌背中，与内劳宫（见第199页）相对处。

操作：

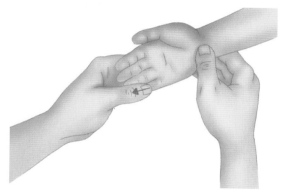

补肾经 由指根向指尖方向直推小指末节螺纹面。

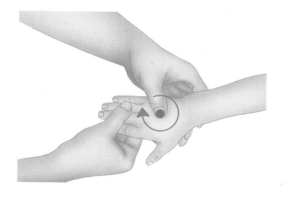

揉外劳宫 以拇指指腹揉外劳宫。

➢ **频率：** 补肾经、揉外劳宫各 100~300 次。

便 秘

【概述】小儿便秘分为功能性便秘和器质性便秘两大类，主要是由于排便规律改变所致，指排便次数明显减少，大便干燥坚硬，秘结不通，排便时间间隔较久（＞2天），无规律，或虽有便意而排不出大便。保健推拿主要干预功能性便秘。

【辨证】

证型	辨证要点	治法
实秘	大便干结如羊屎状，排出困难。腹部胀痛，口干唇燥，进食减少，小便短赤，苔黄或燥，脉弦滑，指纹色紫	导滞通便
虚秘	大便秘结或不甚干燥，时有便意而排出困难，努力排便却难下，排便时间长，面色无华，神疲乏力，舌淡苔薄，指纹色淡	补虚通便

【辨证取穴】

主穴	实秘	虚秘
腹、脐	＋大肠、六腑、内八卦	＋脊、脾经、足三里

【按摩】

主穴按摩　摩腹、揉脐

原理：健运脾胃。

操作：患儿仰卧，术者以掌摩法摩腹，再以掌揉法，沿顺时针方向绕脐与腹之四周揉腹。

➢ 频率：摩法操作 3~5 分钟；掌揉法操作 2~4 分钟。

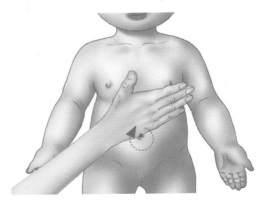

实秘　+清大肠、退六腑、运内八卦

原理：导滞通便。

取穴：

大肠　食指桡侧缘，自食指尖至虎口成一直线。

六腑　前臂尺侧，肘至阴池成一直线（第199页）。

内八卦　手掌面，以掌心为圆心，从圆心至中指根横纹的约2/3处为半径，所作
圆周。

操作：

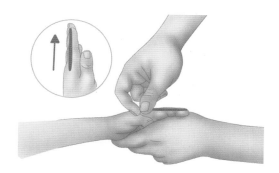

清大肠　从虎口直推向食指尖。

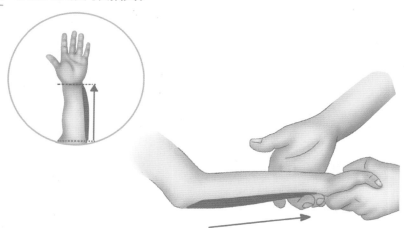

退六腑　术者一手握住患儿手，用另一手四指指面自小儿肘部推向手腕。

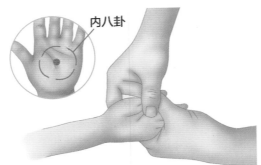

内八卦

运内八卦 一手持患儿四指，以另一手拇指螺纹面用运法在内八卦作顺时针或逆时针环形移动。

> **频率：** 清大肠100～300次；退六腑100～300次；运内八卦100～300次。

虚秘 +捏脊、补脾经、按揉足三里

原理：补虚通便。

取穴：

脊 后正中线上，自第1胸椎至尾椎端（长强）。

脾经 拇指桡侧缘，自指尖直至指根赤白肉际处。

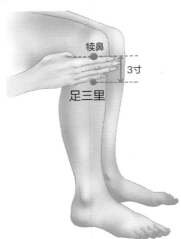

犊鼻

3寸

足三里

足三里 定位：小腿外侧，犊鼻下3寸（约4横指，为小儿同身寸，即小儿4横指的宽度）距胫骨前缘1横指处。

快速取穴：站立弯腰，用同侧手虎口围住髌骨上外缘，其余4指向下，中指指尖处即为此穴。

操作：

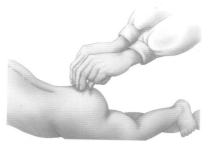

捏脊 用拇指桡侧缘顶住皮肤，食指、中指前按，三指同时用力提拿皮肤，双手交替捻动向前。

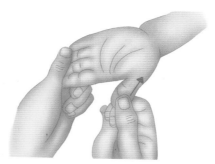

补脾经 循患儿拇指桡侧缘，自指尖向指根方向直推。

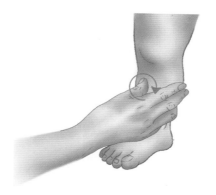

按揉足三里 以拇指按揉法，按揉足三里。

➢ **频率：** 捏脊法 3~5 遍；补脾经 100~300 次；按揉足三里频率 120~150 次 / 分，每侧 1 分钟。

小儿保健按摩

对于没有身体不适，从儿童保健的角度出发，也可以平时为孩子做些按摩，有助于提高机体正气，增加机体免疫力。捏脊法是不错的选择，在此基础上，针对不同目的，可以适当增加按摩手法。

基础操作：捏脊法

【操作】用拇指桡侧缘顶住皮肤，食指、中指前按，三指同时用力提拿皮肤，双手交替捻动向前；或食指屈曲，用食指中节桡侧顶住皮肤，拇指前按，两手同时用力提拿皮肤，双手交替捻动向前。

以上两种操作方法，可以按照术者的习惯不同，选取适合自己的操作方法。

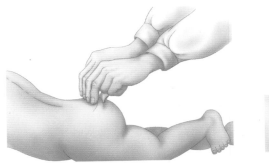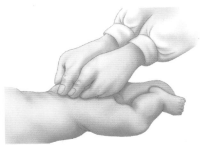

捏脊法主要沿着夹脊"线"状穴进行，用于治疗小儿疳积、厌食、腹泻等，同时具有增强人体免疫力的功效。操作时可捏三下、提一下，称为"捏三提一"。此法可以调和阴阳、健脾和胃、行气活血。

益智安神

在捏脊法的基础上，＋按揉百会、四神聪（囟门尚未闭合的儿童禁用），拿肩井。

取穴：

百会 定位：在头部，前发际正中直上5寸，当两耳尖直上，头顶正中。

快速取穴：两耳尖连线与头正中线相交处。

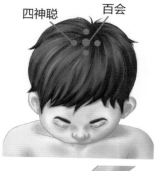

四神聪 位于头顶部，百会穴前后左右各1寸处，共由4个穴位组成。

肩井 位于肩上，前直乳中穴，当大椎穴与肩峰端连线的中点上（见第31页）。

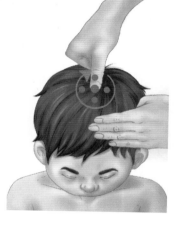

操作：

按揉百会、四神聪 以拇指按揉法，按揉百会、四神聪，共3~4分钟。

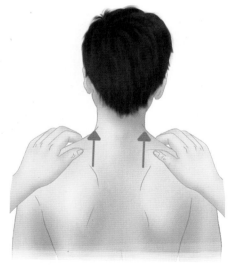

拿肩井 用力要适中，1分钟（请扫二维码观看操作视频）。

健脾和胃

在捏脊法的基础上，＋按揉脾俞、胃俞，摩腹，揉脐。

取穴：

脾俞 定位：端坐或俯卧位，在背部，第11胸椎棘突下，后正中线旁开1.5寸（见第37页）。

快速取穴：肚脐水平线与脊柱相交处，再向上推 3 个椎体，其下缘旁开 2 横指（为小儿同身寸，即小儿 2 横指的宽度）处。

胃俞 定位：在背部，当第12胸椎棘突下，后正中线旁开1.5寸（见第37页）。

快速取穴：肚脐水平线与脊柱相交处，再向上推 2 个椎体，其下缘旁开 2 横指处（同为小儿同身寸）。

操作：

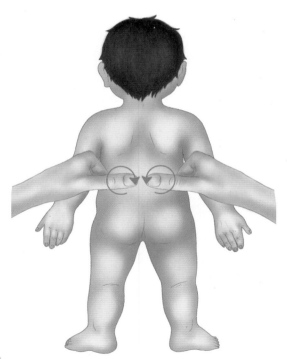

按揉脾俞、胃俞 双侧穴位同时进行，共1分钟；也可以按揉完一侧，再按揉另一侧。

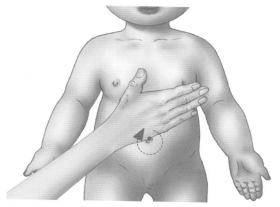

摩腹 顺时针方向摩腹，时间2~3分钟。

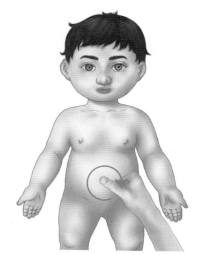

揉脐 以中指揉法，揉脐1分钟。

补益肺气

在捏脊法的基础上，+ 按揉大杼、风门、肺俞，拇指直推大杼→肺俞一线。

取穴：

大杼 定位：位于背部，当第1胸椎棘突下，后正中线旁开1.5寸（见第29页）。

快速取穴：低头时项背交界的最高处是第 7 颈椎棘突，向下数 1 个椎体，其下缘旁开 2 横指（为小儿同身寸，即小儿 2 横指的宽度）。

风门 定位：在背部，第2胸椎棘突下，后正中线旁开1.5寸（见第26页）。

快速取穴：低头时项背交界的最高处是第 7 颈椎棘突，向下数 2 个椎体，其下缘旁开 2 横指（为小儿同身寸，即小儿 2 横指的宽度）。

肺俞 定位：在背部，第3胸椎棘突下，后正中线旁开1.5寸（见第26页）。

快速取穴：低头时项背交界的最高处是第 7 颈椎棘突，向下数 3 个椎体，其下缘旁开 2 横指（为小儿同身寸，即小儿 2 横指的宽度）。

操作：

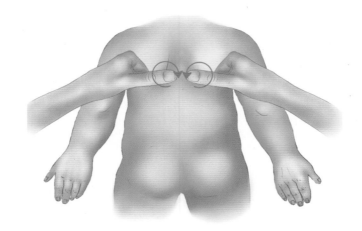

按揉大杼、风门、肺俞　以拇指按揉法，分别按揉大杼、风门、肺俞，双手同时操作，每穴各1分钟。

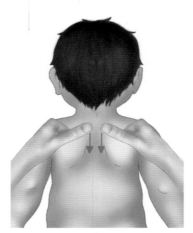

拇指直推大杼→肺俞一线　以拇指指推法，自大杼直推向肺俞一线，操作1分钟。

促进生长

在捏脊法的基础上，＋摩腹，拿肱二头肌、股四头肌、腓肠肌。

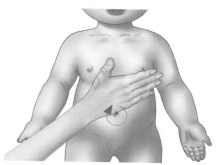

摩腹 顺时针方向摩腹，操作2~3分钟。

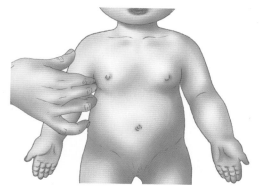

拿肱二头肌 （上臂内侧，肌肉丰厚处） 5~10次。

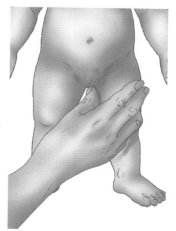

拿股四头肌 （大腿前侧，肌肉丰厚处） 5~10次。

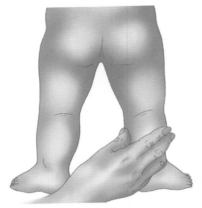

拿腓肠肌　（小腿后侧，肌肉丰厚处）　5~10次（请扫二维码观看操作视频）。